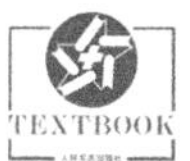

卫生职业院校教材
供卫生职业院校高职高专、3+2及中专各专业使用

医学伦理学

YIXUE LUNLIXUE

主　编　陈兰云
副主编　李　谭
编　者　(以姓氏笔画为序)
王　艳　王芳倩　许连颖
李　谭　杨会菊　陈兰云

科学出版社
北　京

内 容 简 介

本教材共14章,系统介绍了医学伦理学的形成和发展、生命伦理学、医患关系概述、临床诊疗工作中的医学道德等,包括医学新技术、医学科技进步所带来的新的伦理学问题,如基因研究、器官移植、生命与死亡道德,以及人体试验、人胚胎干细胞与克隆人研究的伦理学争议和基本原则等内容,同时还收录了国家有关医疗卫生的法律法规。

本教材内容充实,具有较强的针对性和实用性,适合医学院校学生学习使用。

图书在版编目(CIP)数据

医学伦理学/陈兰云主编.—北京:科学出版社,2017.1
卫生职业院校教材
ISBN 978-7-03-051673-2

Ⅰ.医… Ⅱ.陈… Ⅲ.医学伦理学-高等职业教育-教材 Ⅳ.R-052

中国版本图书馆CIP数据核字(2017)第012802号

责任编辑:曾小珍/责任校对:王晓茜
责任印制:徐晓晨/封面设计:张佩战

科学出版社出版
北京东黄城根北街16号
邮政编码:100717
http://www.sciencep.com
北京凌奇印刷有限责任公司印刷
科学出版社发行 各地新华书店经销
*
2017年1月第 一 版 开本:787×1092 1/16
2020年1月第四次印刷 印张:10 1/4
字数:237 000

定价:39.80元

(如有印装质量问题,我社负责调换)

医学生誓言

健康所系、性命相托。

当我步入神圣医学学府的时刻，谨庄严宣誓：

我志愿献身医学，热爱祖国，忠于人民，恪守医德，尊师守纪，刻苦钻研，孜孜不倦，精益求精，全面发展。

我决心竭尽全力除人类之病痛，助健康之完美，维护医术的圣洁和荣誉。救死扶伤，不辞艰辛，执着追求，为祖国医药卫生事业的发展和人类身心健康奋斗终生！

南丁格尔誓言

余谨以至诚，于上帝及会众面前宣誓：

终身纯洁，忠贞职守，尽力提高护理专业标准；勿为有损之事，勿取服或故用有害之药，慎守病人家务之秘密，竭诚协助医师之诊治，务谋病者之福利。

谨誓！

前 言

Preface

医学伦理学是以医学道德为研究对象的一门新兴、交叉的边缘学科，是运用普通伦理学的理论和原则研究医学科学实践中的各种医德现象而形成的一门学科。它主要内容包括三个方面：①介绍医学伦理学的研究对象、内容、历史发展、理论基础和医学道德的规范体系以及医务人员人际关系的医学道德等。通过学习使学生具有医学伦理学的基本理论知识，并通过后续课程的学习将其用于卫生事业管理和生命科学。②介绍卫生事业管理和与其有关的预防医学、医学科研的医学道德以及医学道德的教育、修养和评价等。③介绍生命科学中的伦理问题，包括人类辅助生殖技术、人体器官移植、人类基因组与人类胚胎干细胞的研究和应用、临终关怀、人体死亡的伦理等。通过上述三方面的教学，学生应该掌握医学伦理学的基本知识、基本理论和基本方法，并能将其运用于卫生管理的实践；同时，了解生命科学中的伦理问题，并能指导自己的管理行为。因此，医学伦理学是医学生必须认真学习的重要课程。但在实际教学中我们发现，学生对医学伦理学课程的学习态度上缺乏足够的重视，认为专业与课程关联不大，进而采取一种漠视消极的学习方法，使学习效果达不到学习目的。为了使医学伦理学教学贴近学生、贴近医学临床实际，贴近就业岗位，激发学生自主学习的动力和兴趣，任课教师经过反复教学实践和教学研究，根据医学生的特点，编写了此套教材。教材中增添了现代社会对医学伦理学有重要影响的内容，筛减了与其他德育教材中重复的内容，突出医疗卫生职业道德特点，同时还收录了国家以及医疗卫生管理部门颁布的有关医疗卫生的法律法规以引导学生学习了解国家有关医疗卫生工作的各种信息，使教材内容更加充实，且立足于国家相关医学执业资格考试知识要点，突出了教材的针对性和实用性。我们希望通过对医学伦理学的学习，医学生能比较全面、系统地掌握医德的基本理论和基本规范，了解医德新课题，正确处理医患关系、医际关系及医德主体与社会之间的关系，形成良好的医德品质和较强的分析、解决临床医学伦理问题的能力，以适应医学工作和医学发展的需要，成为德才兼备、全面发展的高素质人才。

本教材由陈兰云担任主编，由李谭担任副主编。具体分工为陈兰云第一章；王艳第二章；李谭第三、四、五、七、八、九、十、十一章；许连颖第六章；杨会菊第十二章；王芳倩第十三、十四章。

本教材在编写过程中参考了有关教材、著作和文献资料，由于字数有限，未能一一列出，在此谨向原作者表示深深的歉意和诚挚的谢意。

本教材的编者在编写过程中得到学院各级领导和老师的鼓励与积极支持，这保证了编写工作的顺利完成，在此向支持工作的领导和老师表示最诚挚的谢意！教材的编者也尽了自己最大的努力要编写精品教材，但由于能力、水平和时间有限，教材中难免有不足之处，敬请批评指正。

编　者

2016 年 12 月

目录

Contents

第1章 绪 论

医学伦理学是伦理学的分支学科之一，是伦理学一个重要的组成部分。伦理学是以道德为研究对象，而医学伦理学是研究医学道德的一门科学。医学道德同医学相伴随而产生，并与之共同发展，都是为维护和增进人类的健康而服务的。因此，医学生在学习提高医学技术的过程中，要同时注重医学道德水平的培养和提高，以便更好地为人民的健康服务。

第一节 道德与医学道德

一、道 德

(一)道德的含义

道德是一个古老而现实的课题。古人有"无德不医"的说法。"道德高尚"为人称道，"道德败坏"遭人唾骂。"道德"一词，源自古希腊语，当时是指风尚习俗。早在两千多年以前，中国人也开始使用"道德"一词。"道"原指事物的发展规律，后引申为做人应遵循的规矩；"德"是"得"的意思，古代有"德者得也"的说法，意思是说把做人的规矩得到了、做到了就是有"德"。所谓道德就是通过社会舆论、内心信念、传统习惯来调整人与人之间、人与社会之间的行为规范、准则的总和。

道德的基本问题是利益问题。"利益是道德的基础"。人具有社会性和目的性，"他们的奋斗所争取的一切，都同他们的利益有关。"(《马克思恩格斯全集》第一卷第28页)因为一定的社会风气和道德观念，是一定社会经济状况的产物。个人利益和他人、社会整体利益经常会发生矛盾，道德一方面要求个人做出必要的节制和牺牲，另一方面还要借助社会舆论、风俗习惯、内心信念等力量进行调整，使之达到统一。因此，人们的行为可分为两大类：一是道德行为，即符合社会整体利益和他人利益的行为；二是不道德行为，即违背社会整体利益和他人利益的行为。

(二)道德的特点

道德与其他社会意识有着共同的本质，但又有其本身独特的特点，主要有以下四个方面。

1. 时代性与继承性的统一　道德的时代性表现在道德的根本性质是由时代的社会关系特别是经济关系决定的，因而具有时代性。同时，道德有更为突出的历史继承性。一方面表现在不同时代都存在着反映一般性社会关系的内容，即千百年来所形成的各阶级都"应该遵守的那种简单的道德和正义的准则"；另一方面表现在每个时代的道德对于过去的道德总要根据自己时代的要求进行"扬弃"，继承那些积极的因素。道德是时代性与继承性的统一。

2. 全民性与阶级性的统一　道德作为调整人们行为的准则和规范具有全民性。只要有人类存在，就有相应的行为规范存在，一些反映人们生活习俗及公共秩序方面的道德规范，需要社会全体成员共同遵守。道德在阶级社会具有鲜明的阶级性，这是道德的显著特点，它是由阶级社会经济关系的对抗性决定的，人们在生产关系中所处的地位不同，因而形成了不同的甚至是对抗的道德观念。因此，道德表现为全民性与阶级性的统一。

3. 自律性与他律性的统一　自律性是道德最突出的特点，道德不同于法律，不是来自外部的强制力量，而是来自内心信念的驱动。可以说，只有来自内心信念驱动的道德行为才是真正道德的。同时，道德又具有他律性，社会舆论、传统习惯可评判，促使人们的行为按照道德的规范行事。

4. 知与行的统一　道德具有理性的一面，又与实践相联系。道德观念，道德意识只是一个人道德修养的内在表现，但衡量一个人是否有道德，主要看他的实际行动和行动的客观效果。完善的道德形象是知与行、动机与效果的统一。

（三）道德的作用

1. 文明程度的标志　社会公德是一个社会文明程度的标志，一个人的道德水准是其文明程度的标志。因此，一个社会文明程度的高低，人们的道德水平是直接的重要特征。《中共中央关于加强社会主义精神文明建设若干重要问题的决议》中强调物质文明和精神文明一起抓，并强调了思想道德建设的核心地位。

2. 调节的功能　道德的调节作用是道德最主要的社会功能。人类社会生活处于多种社会关系中，人与人、人与社会的交往中，大量的社会关系是通过道德准则和规范加以调节的，以保障社会按照一定的秩序运行。封建社会有“君君、臣臣、父父、子子”的道德规范，维持封建社会的统治秩序。我们医疗卫生部门也只有遵守医患关系、医际关系等各种关系中的行为准则和规范，才能保持医疗活动的正常秩序。

3. 教育的作用　道德在调节社会关系过程中，对社会人群也会产生重要的教育作用。通过道德示范、激励及道德评价，促成人们道德观念的形成，并成为自身处理各种关系的依据。更加自觉地为实现社会目标和个人理想而努力。同时，道德还是人们理解认识社会的客观依据。道德以善恶、利害、美丑等对立范畴反映社会生活，给人们提供了关于实现社会关系的价值尺度，有利于人们认识社会的本质和发展趋势，对人们树立正确的价值观、人生观有重要的指导意义。

（四）道德的类型

道德作为调整人们之间、个人与社会之间关系的行为准则和规范的总和，涉及社会的各个方面，从不同社会关系角度分型，可有以下几个方面。

1. 社会公德　是社会整体利益的反映，是人们社会生活中基本的行为准则和规范。它的特点是明确、具体、清楚，如禁止踏草掐花、随地吐痰等。我国在《公民道德建设实施纲要》中提出社会公德的基本要求为“文明礼貌、助人为乐、爱护公物、保护环境、遵纪守法”。

2. 婚姻家庭道德　是在婚姻家庭生活中，家庭成员需要遵守的行为准则和规范。婚姻家庭是一个历史范畴，受社会生产关系变化的制约。如封建社会的婚姻家庭就形成了以夫权、父权为特征的家长制，要求遵从“父母之命，媒妁之言”“三纲五常”“三从四德”。社会主义的婚姻家庭道德在爱情与义务统一的基础上，要遵守以下道德准则：男女婚姻自由、一夫一妻、男女平等，保护妇女、儿童和老人的合法权益，实行计划生育等。

3. 职业道德　是从事一定专门职业活动的人们，在特定的职业活动中应该遵守的行为准则和规范。表现为较强的稳定性,内容有较强的适用性。医学道德就是一种职业道德。

二、医学道德

医学道德是人类在漫长的社会实践中,伴随医学的形成和发展而逐渐形成和发展起来的。研究和探索医德的形成与发展规律,对于继承和发扬祖国医德优良传统,借鉴国外医德精华,提高我国社会主义医德水平,具有重要意义。

(一)医学道德的含义

医学道德是人类在同疾病作斗争、维护自身健康的医学活动中形成的处理人与人之间、个人与社会之间的行为准则和规范,医德属于职业道德。

在医学活动中,构成多种人际关系,特别是现代医学活动,人们活动涉及的关系更广泛,不仅有医患之间、医务人员之间,还有医务人员和管理人员之间、医务人员与医疗部门和社会之间、人与自然之间等医学关系。处理这些关系不只是技术问题,而且还必须遵守人类长期以来在医学活动中形成的行为准则和规范。作为医务人员要自觉地把握好这些原则和规范。

要深入认识医学道德,我们还须认识医学道德的本质。医学道德作为一种社会意识形态,最终还是与一定的社会经济关系紧密相连,归根到底还是社会经济关系的反映。作为医学道德不仅具有反映职业要求的特点,在行为准则和规范上有较强的稳定性,而且还具有与社会发展、医学技术发展相适应的现实性。在我国现今社会主义市场经济条件下,医德要求是与促进社会主义市场经济的发展,建设中国特色的社会主义目标相一致的。医务工作者在医学活动中如果脱离社会主义方向,简单地将市场经济的利益原则作为处理医学活动中各种人际关系的准则,就会迷失社会主义医学发展的方向。只有在充分深刻地认识社会关系的基础上,才能不断地提高医德修养,保证自己在思想上、技术上的全面发展,为建设中国特色的社会主义做出贡献。

(二)医学道德的特点

医学道德作为社会道德的重要组成部分,除具有社会道德的一般特点外,还具有自身独特的特点,具体表现如下。

1. *范围的确定性* 医学道德反映的是与医学活动相联系的人际关系。其中,医患关系是最基本的关系。在医患关系中对医者方面的道德要求又是重要方面。就医者方面讲,处于不同岗位的人,在其活动的不同方面都有其特定的要求,医德规范的适用范围具有确定性。

2. *要求的高标准* 医学职业工作的对象是人,而且是病人,病人又来自社会的各个方面,有男有女,有老有少,他们不仅有各自的心理特点,其文化、风俗及民族等各有不同,其医学活动的最终目标直接关系着病人的健康乃至生命。这样不仅要求医者要有精湛的医术,遵守科学的操作规程,而且还必须严格遵守医学道德要求,否则同样会造成严重后果。不遵守医德规范要求引发的医患冲突或医疗事故屡见不鲜,作为医务工作者必须严格遵守医学道德。

3. *规范的可操作性* 现代医学涉及的人际关系广泛,活动内容复杂多样,因此在不同的医患关系、不同的工作环节上道德规范和要求各有不同。如问诊道德、体格检查道德、用药道德、手术道德以及医学高新技术应用中的道德等。这些道德要求都是根据工作环节上的不同特点总结概括出来的,是非常明确的,有较强的可操作性。如对手术医生的基本道德要求是:

不抢手术、不滥施手术、不垄断手术、不推卸手术、不隐瞒差错等。

4. *内容的稳定性和继承性* 医学自产生以来就以治病救人为基本活动宗旨。医患关系是医学人际关系中始终居于主导地位的人际关系,医患双方的地位比较稳定,在长期医学活动中形成的医德准则和规范与其他道德内容相比有更强的稳定性和继承性,有很多道德内容不仅是超越历史时代的,而且是超越地域、超越阶级的。因此,我国古代形成的优良医德传统至今仍是医者必须遵守的规范,如仁爱救人,性好志专,谦和谨慎,尊师重道等。

(三)医学道德的功能

医学道德作为特殊的社会意识形态对医学实践具有能动的反作用,概括起来有以下几方面。

1. *医学道德是实现医学目的的重要保障* 医学目的是一个古老而现实的课题。医学自诞生以来就已涉及医学目的的问题。它是一个多层次、多侧面的理论概念,是特定的人类群体或个体在一定历史条件下对医学的追求,是人类希望通过医学所要达到的目的。自医学形成以来医学一直是以"救死扶伤、防病治病、延长寿命"为目的的。这是医学目的的一般表现。同时,我们也应该看到,由于受历史条件、经济发展水平的制约,尽管古今都把救死扶伤、防病治病、延长寿命作为医学目的,但由于人们对疾病与健康的含义理解不同,因此在不同时期医学目的的内容又有差别。今天,人们对生命本质的理解越来越深刻,过去单一的生命神圣论逐步被生命神圣论、生命质量论及生命价值论相统一的观点所取代。我国是社会主义国家,医学活动必须体现最广大人民群众的利益,在我国目前条件下,医学目的不只是减少病人的痛苦,更要以追求最广大人民群众的健康为目标,这种健康是指生理、心理、社会等全方位的良好状态,在提高人的预期寿命的同时,要把提高人的生命质量和价值统一起来。在现实条件下,难以实现消灭疾病,因此要尽量减少疾病、预防疾病,认真贯彻实施预防为主的方针。要达到这样的医学目的,不仅需要医务人员技术水平的提高,还必须有良好的医学道德作为保障。

2. *医学道德调节各种医学人际关系,维护正常医疗活动秩序* 现代医学管理离不开严格的制度及有关的政策法规,但仅此是远远不够的,还需要大量行为准则和道德规范来维系人们的关系和秩序。医学活动需要医患双方的心理沟通、情感交融和相互尊重。实现这样的人际关系,依赖于对道德规范的自觉遵守。现代医学机构庞大,环节复杂,要想对其实现良好的管理,也需要各个岗位的医务工作者发扬爱岗敬业、相互协作的精神。

3. *医学道德影响医务工作者的技术进步和全面发展* 每一位医务工作者都是医学活动整体中的一分子,整体医学水平的发展依赖于每一个分子的全面发展。事实表明,良好的医学道德修养可促使医学技术水平的提高,一个缺乏医德修养的医务工作者,医学技术水平往往难以提高。纵观医学领域的那些佼佼者,往往是医德与医术相得益彰,特别是在目前的市场经济条件下,自觉遵守道德规范,抵制拜金主义、金钱至上,是保障医务工作者技术水平不断提高、促进自身全面发展的重要条件。

第二节 伦理学与医学伦理学

伦理学是研究一般社会道德问题,医学伦理学则是研究一般社会道德在医疗卫生工作中的特殊表现,它们是普遍性与特殊性的关系。

一、伦理学

1. *伦理学的含义* 伦理学亦称道德哲学,它是以道德为研究内容,研究社会的道德现象、道德本质以及道德的发展规律,它全面、深刻、系统地阐述了一定社会道德准则和规范的内容及内在依据。了解伦理学的一般理论,对于我们学好医学职业道德具有重要的指导意义。

伦理学中的“伦”指人伦,就是人与人之间的道德关系。“理”即道理,就是讲人与人之间道德关系中的道理。

2. *伦理学的基本问题* 伦理学的基本问题是道德和利益的关系问题。伦理学所研究的问题是很多的,但就其自身矛盾的特殊性而言,主要是道德关系问题,即道德和利益的关系问题。因为人与人之间的道德关系是由物质关系决定的,而人们的物质关系归根到底是利益关系。

所谓利益,是一种客观现象,表现为人对现实的需求和满足。利益是多层次的,从范围上讲,有个人利益、集体利益和国家利益;从类型上看,有直接利益、间接利益和长远利益。其中,物质利益是最基本的,是决定其他利益的基础。物质利益作为经济基础,表现为一种物质上的社会关系。而伦理道德则是一种思想上的社会关系,是由经济基础决定的。

道德如何反映和调节个人利益和社会整体利益关系的问题,即个人利益服从社会整体利益,还是社会整体利益服从个人利益的问题。对于这个问题的不同回答,决定着各种道德体系的原则和规范,也决定着各种道德活动的标准、方向和方法。

二、医学伦理学

1. *医学伦理学的概念* 医学伦理学是研究医学道德的科学,是用一般伦理学原理和道德原则来解决和调整医疗实践中人与人之间相互关系的一门科学。

2. *医学伦理学的研究对象* 医学伦理学主要是研究医学领域中的道德现象,研究和确立医务人员在工作实践中的道德原则和规范,具体包括以下几个方面的人际关系。

(1)医务人员与病人的关系:简称医患关系,是服务与被服务的关系。而医务人员是矛盾的主要方面,起主导作用。因此,处理好医患关系的基本原则是医务人员应具有高度的同情心、责任感,急病人所急,想病人所想,全心全意为病人服务。

(2)医务人员之间的关系:即医际关系,是指同行之间、科室之间、行政与医务人员之间的关系。处理好这些复杂关系,直接关系医疗关系的成效。理解是纽带,信任是基础。相互之间应互相尊重、互相学习、取长补短、团结协作、密切配合,同心同德地共同完成保障人民身心健康的任务。

(3)医务人员与病人亲属之间的关系:这种关系涉及面很广,影响较大。病人安危牵动着亲属的心,直接影响到他们能否安心工作、学习。医务人员对病人亲属要亲切而耐心,平易近人地解答他们提出的有关问题,让他们放心和安心。

(4)医务人员与社会的关系:随着社会的发展,医学模式正在由生物医学模式向生物-心理-社会医学模式转变。另外,疾病结构的新变化,健康观念的更新,都给医务工作者带来新的研究课题,也向医学伦理学提出新的挑战。如预防保健、残疾新生儿的处置、安乐死、产前诊断、优生学、器官移植、体外受精及人工授精等问题，要求医学伦理学予以明确的回答。

3. 医学伦理学的理论基础

（1）生命价值论：医学伦理学中所指的生命，是指人类生命。医学是研究如何保障和维护人类健康，治疗和预防疾病，保护人类生命的一门科学。

人的生命是内在价值与外在价值的统一。内在价值即生物学价值，从这个角度看，人的生命是神圣不可侵犯的，形成生命至高无上的道德价值观念。人的外在价值即社会价值，从这个角度看，人的价值是能为社会创造财富，能对他人和人类存在产生意义。生命价值论在医学上带来了一系列的伦理难题。如对一个有明显残疾新生儿的处置、关闭一个脑死亡病人的呼吸机、器官移植、安乐死、人工流产等，都是对生命价值论的挑战。

（2）人道主义论：广义上讲，人道主义是从人的本性出发，关心人的解放，维护人的尊严、权利和自由，尊重人的价值，爱护人的生命。医学人道主义则是以关心人、尊重人的权利为前提，以关心病人的健康、竭尽全力消除和减轻病人的痛苦、维护病人的尊严和权利、重视人的生命价值为宗旨的一种伦理道德原则和规范。

（3）医务美德论：是关于医务人员和医务界道德品质的论述。医务人员按医学道德基本原则和规范所表现出来的稳定的行为品质，即医务人员美德。

1）善良仁爱：仁爱救人、同情、善待、尊重病人。

2）忠诚真实：实事求是的医务作风。

3）审慎严谨：小心谨慎地对待每一项医疗操作。

4）公正廉洁：对病人一视同仁，作风正派，不循私利。

5）敬业进取：忠诚医务事业，刻苦钻研医术，积极向上。

（4）医学义务论：医务人员为社会、为病人服务，对病人承担的道德义务，以维护病人的健康为应尽的道德责任。

（5）哲学指导论：伦理学是哲学的分支学科。医学伦理学是用辩证唯物主义和历史唯物主义的世界观和方法论作为指导，揭示医学中的道德问题。

第三节　学习医学伦理学的意义与方法

一、学习医学伦理学的意义

1. 学习医学伦理学有利于树立良好的医德医风，推动社会主义精神文明建设　良好的医德医风依赖于广大医务工作者个人职业道德素质的提高，良好的道德修养需要科学理论的指导。医学伦理学作为揭示现代医德关系的科学理论，既是广大医务工作者加强自身道德修养的直接理论指导，又是医务工作者医学行为的道德准则和规范。医务工作者掌握、遵守医德规范和要求是树立良好的医德医风的重要基础。而医药卫生行业又是整个社会的一个窗口行业，它的工作涉及千家万户，树立良好的医德医风将对整个社会主义精神文明建设起到直接的推动作用。

2. 学习医学伦理学有利于提高医疗质量和医院管理水平　医疗质量的提高取决于多种因素，其中医务工作者道德水平的高低至关重要。就医术与医德两个方面讲，良好的医术是提高医疗质量的基础，而良好的医德是提高医疗质量的保障。医学事业管理也是一样，它离不开相应的政策和制度，更离不开广大医务工作者自觉的道德行为，只有这样才能保障医疗卫生事业管理的有序状态，才会使医疗卫生事业的社会作用得到充分发挥。

3. *学习医学伦理学有利于医务工作者素质的全面提高* 一个人的成长离不开对理想的追求，作为医务工作者道德理想和职业理想具有同一性，学好医学伦理学可帮助我们树立科学的医德理想，形成人生事业的目标。尤其是在社会主义市场经济条件下，经济利益在个人生活中的重要性日益突显出来，能否过好金钱关，不为物质利益所引诱，静心于医学事业是对每个医务工作者的考验。

4. *学习医学伦理学有利于推动医学科学的进步与发展* 首先，医学科学的进步与发展依赖于医学科学的实践。医学实践都是在一定医学科学水平上依据一定的道德秩序而进行的，学好医学伦理学是创造良好医学实践环境和秩序的重要条件，良好的医学实践是医学发展的基础。其次，医学科学的进步和发展需要医学科学工作者具有崇高的医德理想和献身精神。学习医学伦理学是培养医学科学工作者崇高道德境界的有效途径。再次，医学科学发展的一些新领域、新成果的出现向人们传统的道德观念提出了新的挑战，如克隆人、安乐死等问题，直接关系到医学科学的发展方向和进程，医学科学发展中提出的道德问题需要医学伦理学给予科学的解答，才能保障医学科学健康的发展。

二、学习医学伦理学的方法

学习医学伦理学的方法取决于医学伦理学的内容、本质及学科特点。

1. *全面系统的方法* 医学伦理学是一个科学体系，只有全面系统地学习和理解，才能全面深刻地理解和贯彻其中的道德规范，否则只是记住其中的道德规范，只知应该这样做，不知为什么这样做，也就难以把全心全意为人民健康服务的道德原则落实到实际工作中。

2. *历史与现实统一的方法* 医学伦理学以医学道德为研究对象和内容，医学道德作为职业道德在内容上有较强的继承性。这就要求我们用历史和现实相统一的方法来学习医学伦理学。传统的医学道德反映了一定历史时代和医学科学一定水平上的道德要求，这些道德原则及规范有其历史的局限性，同时医学活动作为一种特殊的职业活动在道德要求方面也有其相通的一面，对此我们要总结和吸收今天仍有现实意义的东西，但不能生搬硬套，要与现实社会的经济关系、医学科学发展水平联系起来，赋予它时代的新内容，使之成为现代医学伦理学的有机组成部分。就现实而言，我们应坚信社会和科学是不断发展的，有些原有的道德观念和规范会逐渐丧失其存在的价值，新的道德观念和要求会不断地提出来。对此，我们要敢于摒弃过时的东西，大胆吸纳随着社会科学发展而产生的新理念，如计划生育、优生优育等。医学伦理学是伦理学的分支学科之一，是伦理学一个重要的组成部分。伦理学是以道德为研究对象的。

3. *理论与实践统一的方法* 理论联系实际是马克思主义认识论的一条重要原则，也是认识问题的根本方法，学习医学伦理学也离不开这种方法。我们必须用医学伦理学科学的理论指导自己的工作，才能在实践中巩固、检验以至发展这些理论，从而推动医学伦理学的发展。

案例分析

2007年11月21日16时左右，孕妇李某因难产被肖某送进北京××医院，肖某自称是孕妇的丈夫。面对身无分文的夫妇，医院决定让其免费入院治疗，而面对生命垂危的孕妇，肖某却拒绝在医院剖宫产手术单上签字，医院几十名焦急的医生、护士束手无策，在抢救了3个小时后(19时20分)，医生宣布孕妇抢救无效死亡。

请问：患者家属和医生的行为是否恰当？

思考题

1. 什么是道德？道德的特点和作用是什么？
2. 什么是伦理学？伦理学的基本问题是什么？
3. 什么是医学伦理学？它研究的对象和理论基础是什么？
4. 学习医学伦理学有哪些意义和方法？

第2章 医学伦理学的形成与发展

第一节 东方国家医学伦理学的形成与发展

一、中医学伦理学的形成与发展

(一)中医学伦理学的起源与发展

医学产生于人类同疾病作斗争的过程中。医疗实践关系到人的生命安危,在这个过程中逐渐就形成了人们对医生的尊敬和医生对病人的同情、爱护和关心,同时也产生了医生对病人应该怎样做和不应该怎样做的道德规范。《黄帝内经》是我国第一部医学典籍,标志着我国医学理论体系的形成。其中有许多关于医德的论述,如"天覆地载,万物悉备,莫贵于人""人之情莫不恶死而乐生"等,提出医者必须具有"济群生"的伦理思想。《黄帝内经》在《疏五过论》《征四失论》和《师传篇》中对医德作了专门论述,如《疏五过论》中将五种行医过错列举出来,作为专篇讨论,以警告后人行医。该篇指出,医生必须具备四方面的医德:一是要了解自然界的变化规律以及与人的关系。二是要掌握脏腑生理、病理,正确使用针刺、方药等治疗手段。三是要全面了解病人的社会生活、精神、体质状况。四是要审察色脉的变化。《征四失论》中指出,医疗差错的产生不仅取决于医术的高低,还与"精神不专,意志不理"等思想作风、工作态度有关。《黄帝内经》关于医德的论述对后世影响很大。

东汉时期的医学家张仲景著有《伤寒杂病论》,其序言就是一篇很有价值的医德文献。序言中记述了战争动乱和疾疫流行给人们带来的极为深重的灾难,表达了他对失去救治的广大病人的深切同情,愤怒地指责了"不留神医药"而"竞逐荣势"的人。他的医德思想和医疗作风一直为历代医学家所赞扬。

唐代医学家孙思邈是我国医德传统中影响最大、最受人爱戴的医生。他收集了唐代以前诸家医药文献,结合自己的经验编著了《千金要方》《千金翼方》两书。他在《大医精诚》中,强调医家必须具备"精"和"诚"。"精"指精湛的医术,"诚"指高尚的医德。明确指出医生首先要有仁爱的"大慈恻隐之心""好生之德",对病人要"普同一等""一心赴救"。只有具备"精"和"诚"的医生才是"大医",即高尚而优秀的医生。而孙思邈就是一个被历代医家所推崇的"精诚"大医。

清代医德最突出的代表著作是喻昌著述的《医门法律》。该书突破了过去医家用"五戒""十要"等箴言式的说教方法论述医德原则的传统,而以临床四诊、八纲辨证论治的法则作为医门的"法",以临床诊治疾病时易犯的错误提出的禁例作为医门的"律",两者结合称为“医门法律”。这种把医德寓于医疗实践之中论述被后人称为“临床伦理学”，在我国医德史上是一个重大突破。

（二）中医学伦理道德的优良传统

1. *济世救人，不为名利*　中医学认为“医乃仁术”，医生以救活人的性命为自己的天职。纵观中国古代医学史，济世救人的医学目的、救百姓于疾病灾难之中的高度社会责任感是历代名医刻苦钻研医术、加强医德修养的动力。东汉名医张仲景、华佗，唐代名医孙思邈都是这方面的典范。据《神仙传》载，三国时期名医董奉，隐居庐山，为人治病，不要钱，只让痊愈后的病人给他栽 1~5 棵杏树，几年后杏树成林，他又让人们用粮食换取成熟的杏子，然后把粮食用于赈济贫民，这就是医学史上有名的“杏林佳话”，至今读来感人至深。

2. *不分亲疏贵贱，一心赴救*　基于济世救人的医学目的，医生对病人应不分亲疏贵贱，一心赴救。孙思邈说：“若有疾厄来救者，无论贵贱贫富，长幼妍媸，怨亲善友，华夷愚智，皆如至亲之想。”只要有病人来求救，医生不能以任何理由拒绝为之治疗，把所有的病人都当做自己的至亲好友看待。想病人之所想，急病人之所急，对病人来说，时间就是生命，因此医生凡是遇病人来请出诊，应不畏路途艰险，不分白天黑夜，每请必到。即便路遇病人也绝不袖手旁观。孙思邈对病人做到了“勿避昼夜、寒暑、饥渴、疲劳，一心赴救”。金代名医刘完素，一次路过河北保定正好遇到一家出殡，死者是因难产刚死的产妇。他发现棺材中流出的是鲜血，断定病人尚未死，恳求病人家属打开棺材。经过针灸涌泉、合谷、至阴等穴，产妇苏醒，胎儿降生，母子平安。这就是民间流传的“一针救二主”的故事。

3. *省病诊疾，至意深心*　疾病治疗是一个复杂的诊断、择方、用药的过程，病人请医生看病，就把整个生命都交给了医生，因此医生绝不能有半点粗心大意，敷衍马虎。医界历来就有“临病胜临敌”“用药如用兵”“用药如用刑”之说，《黄帝内经》中《征四失论》指出医生所以不能十全者，首先是“精神不专，意志不理”的缘故。许多医生都强调在为人治病时，态度和蔼，举止端庄，语言优美，作风正派。尤其是对于女病人，要求医生绝不能利用诊察之机，调戏或奸污妇女。陈实功在《医家五戒十要》中规定：“凡视妇女及孀妇尼僧等，必候侍者在旁，然后入房诊视，倘旁无伴，不可自看。”

4. *谦虚谨慎，尊师重道*　历代有成就的医学家都视谦虚谨慎，尊师重道为美德。孙思邈为人谦逊，一贯反对那种“炫耀声明，訾毁诸医，自矜己德”的医生，明代陈实功对于医生之间应具有的道德也作了精辟的论述。

同道之间互相尊重，切磋医术，取长补短，共同提高。在中医学这座精深的宝库中，个人所掌握的医术和所达到的水平都是有限的，治疗同一种疾病可有不同的方法，绝不能以己之见贬低他人，一些民间医术、偏方、草药往往更有奇效。李时珍为编著《本草纲目》到处拜师访友，走遍祖国山山水水，采集大量标本，并虚心向老农、药工、皮工、渔民、猎人等请教。清代家传瘟病学专家叶天士“不耻下问”，先后拜请了 17 位名医为师，晚年名望很高，但仍不忘虚心求教，拜能者为师。有一次，他母亲患下痢，经自己和许多医生治疗都无效，后听说有位姓章的年轻医生医术很高，便请他来诊治，母亲的病治好后，叶天士不但以重金酬谢，还逢人便讲章医生比自己医术高。

5. *博极医源，精勤不倦*　历代医生都认为从医必须刻苦学习，涉猎广博的知识。《黄帝内经》提出医生要“上知天文，下知地理，中知人事”。孙思邈说：“凡欲为大医，必须谙《素问》《甲乙》《黄帝内经》……诸部经方。又须妙解‘阴阳禄命’，诸家相法及灼龟五兆，周易六壬，并须精熟，如此乃得大医。”他自己毕生嗜书成癖，竭力攻读医学，直至“白首之年，未尝释卷”。

我国历代名医，在知识结构上都堪称是“博”与“精”相互结合的楷模。明代医学家李梃说得好：“如欲专小科则不可不读大科；欲专外科亦不可不读内科。盖因此识彼有之，未有通于彼而塞于此者。”明代医学家徐春甫认为：“医学贵精，不精则害人匪细。”只有这样，才能做到诊断准确，用药适当，收到药到病除、妙手回春的医疗效果。

二、印度医学伦理学的形成与发展

（一）古代印度的医德学

在古印度，公元前 15 世纪至公元前 10 世纪，就有了具有明显医德思想的著作——《梨俱吠陀》。公元前 5 世纪至公元 1 世纪，《妙闻集》和《阇罗迦集》两部医学著作更加丰富了古印度的医德思想。《妙闻集》的医德思想可归纳为：①医生应有四德，即正确的知识、广博的经验、灵敏的知觉及对病人的同情；②医生要尽一切力量为病人服务，甚至不惜牺牲自己的生命；③医生要有好的仪表、习惯和作风；④医生要全面掌握医学知识和技术；⑤在外科治疗中，医生要和助手密切配合，挑选助手要选那些聪明能干、乐于助人、能够忍让的人；⑥医生除了应学识高深外，还应具有高尚的医德。《阇罗迦集》则要求医学生在接受医学知识培养的同时，还应该学习医德标准。这些标准包括：医生要全心全意为病人，不能伤害病人；医生“应该仪容端庄，一不酗酒，二不害人，三不教唆别人犯罪”；行医的目的是为人类谋福利；医生拒诊是不道德的；医院要有优良的治疗环境。从公元 8 世纪开始，阿拉伯军队不断入侵印度，同时也带来了阿拉伯人的医德思想，并与印度的传统医德共存，他们基于对宗教的信仰为穷人免费治病。

（二）近现代印度社会的医学伦理学

印度在公元 14 世纪开始受到英国的入侵，到 19 世纪时最终沦为英国的殖民地，伴随着英国的入侵，也传来了欧洲社会的医学和医德，促使印度的医德学向医学伦理学转化。1947 年印度独立后，全国的医疗卫生状况得到了改善，人们的健康意识也发生了改变，逐步废除了以前把不卫生看做礼节的观念。1956 年印度医学会制定了《医生行为法典》，与 1948 年的《日内瓦宣言》类似，这说明了印度近现代医学伦理学已与西方国家渐渐接轨。近年来，印度医学取得了令人瞩目的成就，随着医学的发展，人们的观念有些也发生了变化，对器官移植、优生优育、基因疗法与安乐死等的研究与讨论，促使印度生命伦理学的形成和发展，而且由于印度特殊的医学体系和伦理观，使印度的生命伦理学也独具特色。

第二节　西方国家医学伦理学的形成与发展

一、西方国家中世纪前的医学伦理学

古希腊医学在公元前 6 世纪至公元 4 世纪形成，以后成为欧洲医学的基础。被尊为“西医之父”的古希腊名医希波克拉底著的《希波克拉底誓言》（简称《誓言》）论述全面、深刻，是一份经典式的医德文献，其主要内容如下。

1. 医学目的在于为病人谋幸福，恢复病人健康是医生的最高职责。《誓言》要求医生“无论至何处，遇男遇女，贵人及奴婢，我之唯一目的为病人谋幸福”。

2. 医生要有高尚的品德，不应做有损于病人的事。医生应该检点自身，不做害人及恶劣行为，尤不做诱奸之事。

3.《誓言》提出了保守医秘的原则。“凡我所见所闻，无论有无业务关系，我认为应守秘密者，我愿保守秘密”。

4. 对于同道之间的关系，《誓言》作了精辟论述。“凡授我艺者敬之如父母，作为终身同业伴侣，彼有急需我接济之。视彼儿女，犹如兄弟，如欲授业，当免费无条件传授之”。

当然，由于当时社会历史条件的限制，《誓言》也有其局限性。如《誓言》中反映出在传授医学上的“家传”和“行会”特点，对流产的绝对排斥，以及其宗教色彩等。但它作为西方医学史上第一个医德文献，对西方各国医生树立高尚的医德、医风产生了较大的影响，获得世界各国的承认。1949 年世界医学会通过决议，将《希波克拉底誓言》作为国际医务道德规则。至今，西方一些国家的医学生在毕业时还要按《誓言》宣誓。

二、西方国家近现代的医学伦理学

中世纪的欧洲处于封建神学的统治之下，为了反对封建神学，“文艺复兴”运动兴起。近代西方医学道德就是从 14、15 世纪开始，随着“文艺复兴”运动的兴起而发展起来的。建立在近代科学基础上的实验医学诞生了，大批近代医院出现，医生除个体行医外，集体行医日益成为医疗活动的主要形式。医疗卫生逐渐成为一种社会性事业。医德的内容逐步扩展和深化，许多国家甚至国际性的成文的医德守则陆续出现。18 世纪德国医生胡弗兰德提出了《医德十二箴》，1791 年英国帕茨瓦尔专为曼彻斯特医院起草了《医院及医务人员行动守则》，1847 年美国医学会成立并制定了医德守则。

随着生物医学技术的不断进步，现代西方医学道德发展迅速，在理论和实践方面都进入了一个新的阶段。

首先，一些面向全世界医务工作者的医学道德规范被提出来，逐步得到了国际认可，并对医务人员的行为产生了较明显的影响。1949 年世界医学会通过了《日内瓦宣言》，它成为医务人员的共同守则。1964 年第 18 届世界医学大会在芬兰首都赫尔辛基通过了《赫尔辛基宣言》，提出以人作为实验对象的道德原则。1965 年国际护士协会通过了《护士伦理学国际法》。1968 年世界医学会通过了《悉尼宣言》，规定了由于器官移植而引起的死亡标准。1975 年世界医学会通过了《东京宣言》，规定了“关于对拘留犯和囚犯给予折磨、虐待、非人道对待和惩罚时医师的行为准则”。1977 年第六届世界精神病大会专为精神病科医生制定了道德准则，即《夏威夷宣言》。

其次，对于医学道德的理论研究和国际性学术讨论活动的广泛开展，使医学道德从传统的形态开始向理论形态迈进，从单纯的规范形式向理性形式发展，从而对医学科学产生了较大影响。各种大型的医学伦理学研讨会经常召开。1992 年在荷兰首都阿姆斯特丹召开了国际生命伦理学成立大会。1993 年和 1994 年在捷克首都布拉格召开了两次关于“医学的目的”计划讨论国际会议。1995 年，中华医学会、日本东京大学、中国社会科学院哲学研究所及北京医科大学等单位联合发起，在北京国际会议中心召开了首届东亚生命伦理学研讨会。

第三节　医学伦理思想的发展

一、医学伦理思想发展的三个阶段

（一）古代医学伦理思想

古代医学伦理思想主要是指奴隶社会、封建社会的伦理思想，它是比较原始的、不系统的，既受当时整个社会思想的影响，又受医学科学（主要是经验医学）发展水平的限制，表现出以下特点。

1. 生命神圣论　生命是神圣的，任何人不得侵犯他人的生命。《黄帝内经》指出"天覆地载，万物悉备，莫贵于人"。西方的毕达哥拉斯也认为"生命是神圣的，因此我们不能结束自己或别人的生命"，佛教认为"救人一命，胜造七级浮屠"。正是这种生命神圣论的思想使历代医学家把救人性命、恢复病人健康作为自己的从医目的，并为此而严格要求自己，从病人的利益出发，提出了许多高尚的医德规范。

2. 朴素的医学人道主义　基于"生命神圣论"，产生了朴素的医学人道主义思想。这种人道主义思想是建立在怜悯同情病人痛苦的基础之上的，但由于受医学科学发展和医学水平的限制，这种良好的人道主义主观愿望同客观非人道的医疗实践相矛盾。

3. 不系统性　古代的医学伦理思想主要是以个人誓言的形式表现出来的，大部分是对个人医疗实践经验的总结。因而是零散的、不系统的，主要用来约束自己的思想和行为，并在收录弟子时对他们言传身教，尽管其中不乏精辟的医德思想，但影响不大，还没有形成广泛的医德教育体系。

4. 宗教色彩　宗教神秘主义思想严重地影响到医学伦理思想，使伦理思想蒙上了一层宗教神秘色彩。由于医学科学不发达，人们把疾病看做"神"或"上帝"对人的惩罚，因而对神或上帝要虔诚地崇拜，以求得宽恕，许多医学家的誓言都是向天地诸神宣誓的。西方进入中世纪后，基督教占据统治地位，一些宗教道德家为维护基督教的教义对医生规定了许多规范和戒条，使医学伦理思想受到严重的束缚。

（二）传统医学伦理思想

随着实验医学的产生，大批近代医院出现，在医院中，医际关系、医患关系日益复杂多样化，医疗卫生逐渐成为一种社会性事业。在此种情况下，医学伦理思想得到进一步丰富和发展，具有如下特点。

1. 义务论　"义务论"成为医学伦理思想的基本理论，强调医务人员对患者的绝对忠诚和关心，在任何情况下，治疗疾病，挽救生命，维护人体健康都是医务工作者必须履行的职责。这种义务论所维护和强调的是尽义务的无条件性，强调了医务工作者应当尽最大可能来满足患者要求；却忽视了在医患关系中医生的权利。在现代医学科学迅速发展，先进的医学生物技术不断采用的情况下，义务论的观点明显地表现出其缺陷。

2. 医学人道主义有了科学保障　医学伦理思想摆脱了神学的影响，明确提出了为人道主义而行医的行为规范。解剖学、生理学、病理学等一系列学科的建立，以及一系列临床诊疗的科学方法的建立，如麻醉法、消毒法等，使医务人员关心病人、同情病人的愿望有了科学保证，在很大程度上能实现为人道主义而行医的良好愿望。

医学伦理思想的丰富和发展，各种医德规范的制定和颁布，使系统地研究医德问题成为可能，医学科学的进步和医疗卫生事业的发展又对医学伦理思想的科学化、系统化提出了迫切要求，20 世纪初，作为一门研究医学伦理思想的边缘学科——医学伦理学逐步地成熟和发展起来，并在医学中和伦理学中不断确立自身的地位。

（三）生命伦理学

生命伦理学是建立在生物医学基础上的。生物医学技术的发展，一方面给传统的伦理观念以冲击和挑战；另一方面又提出了许多新的医学伦理问题，迫切需要医学界和伦理学界做出回答，从而使医学伦理学发展到一个新阶段——生命伦理学阶段。生命伦理学比传统伦理学的研究内容和意义更为广泛。

二、医学伦理思想发展的特点与规律

（一）医学伦理思想发展的特点

总体来说，医学伦理思想的发展是一个从内涵到外延都逐步扩大的过程，呈现出所研究的对象、内容、作用都日益深广的趋势。具体来说有以下特点。

1. 由对医生个人的道德要求到对整个医务人员的道德要求　最初的医学道德都是医务人员对自己行医实践的道德要求和总结，主要是规范自己的医疗行为，如孙思邈的《大医精诚》、希波克拉底的《希波克拉底誓言》都是如此。其发挥作用的范围比较狭隘，这是与当时的医学科学发展水平以及医疗实践活动状况相适应的。后来，随着医学科学和医疗实践活动的进一步发展、扩大，单纯的个体道德规范已不适应社会对医学道德的要求，于是医学道德规范冲破了个体道德的界限而成为对整个医务人员共同的需要，以 1949 年世界医学会制定的《日内瓦宣言》为标志，以后的《东京宣言》《悉尼宣言》《赫尔辛基宣言》等都是如此，使医德的内涵、外延、社会影响都扩大了。

2. 由最初临床道德要求到整个人的生老病死的道德要求　医学最初的目的就是治病救人，因而医学道德表现为临床实践道德。随着社会的发展，人们对健康和自我保健期望的提高，人的生、老、病、死都要在医学指导下进行，医学对人类健康的地位和作用空前提高，使医学道德由起初的临床医疗道德发展到整个人生医疗道德，如优生优育道德、现代生殖道德、健康和自我保健道德、老年医疗和康复医疗道德、环境保护道德、性道德、临终关怀道德、安乐死道德等。

3. 由单纯的医务人员道德要求到医患双向的道德要求　医患关系越来越复杂，因而建立融洽的医患关系一方面要对医务人员提出很高的道德要求，但是另一方面也要求病人遵从就医道德，只有医患双方共同努力才能提高医疗质量。这从客观上要求医学道德由单向发展为双向。

4. 由片面的对病人个体尽道德义务到全面的对整个社会人群尽道德义务　医学伦理学发展到今天，要求医务人员改变过去单纯、片面地对个别病人尽道德义务的做法（这种"义务论"至今没有错，并且要发扬光大，但是不能局限于此），而要考虑到社会人群的医疗、健康，即社会的"公益"。特别是在社会生产力发展水平较低，医药卫生资源整体不足的情况下，如何公平、合理、有效地分配、使用医药资源成为医学伦理学的一大课题，它的目标应是整个社会人群的健康。

5. 由个别国家或地区的医学道德到全人类共同的道德课题　马克思在谈到未来的科学、

艺术、哲学等发展时说："各民族的精神产品成了公共的财产。民族的片面性和局限性日益成为不可能，于是由许多民族的和地方的文学形成了一种世界文学。"同样，医学道德的发展日益具备了这种全人类共同的特点。特别是现代生命伦理问题、医学目的的问题等，已经不是哪个国家或地区的单个问题，它一经出现就或迟或早会成为全人类面临的共同的道德选择和道德要求。这是由人类生产、生活实践的交往日益增多、关系日渐密切、医学科学和文化的沟通越来越频繁以及人类面临的各种问题(包括资源、人口、环境、健康等)的共同性造成的。这种医学道德课题的共同性要求整个人类必须协同行动，从人类的健康大局出发，在实现人类健康的道路上首先规范自己的行为，使之合乎道德要求，这既是为了他人，同时也是为了自己。

(二)医学伦理思想发展的规律

1. *社会生存决定律*　医学伦理思想和其他任何社会意识形态一样，从根本上来说是由社会存在决定的。不同历史时代、不同社会、不同阶级或社会集团都有不同性质的医学道德，从而使医学道德带有社会性、时代性和阶级性的特点，这是唯物史观在医学道德问题上的基本观点。当然，对医学伦理思想发展中的社会存在决定律不能机械理解，社会存在对医学道德的决定作用是从终极意义上来说的，并且往往是间接地起作用，其间有许多中间环节做中介，同时医学道德本身还有相对独立性和历史继承性，它可以超前或落后于社会存在的发展。

2. *医学发展制约律*　医学科学的每一次重大变革都会影响到医学伦理思想的变化，或者提出一些新的伦理观念和道德课题，或者更新已有的传统观念，赋予其新的合理内容，或者使人们抛弃过时的观念，总之，医学伦理思想是紧紧追随医学科学的。

前面所述的医学伦理思想发展的三个阶段，也充分说明了这种医学伦理思想发展中的医学发展制约律。

3. *内部矛盾发展律*　除了社会存在和医学科学这两个重要因素外，推动医学伦理思想发展的第三个规律就是内部矛盾发展律。"矛盾"一词是来自于哲学，是指事物发展变化的"内因"，而不是逻辑意义上的矛盾。我们可以从如下层面来认识医学伦理思想的内部矛盾发展规律：第一，吸取历史上的医学道德精华，从而丰富、发展现代医学道德；第二，吸取外来的医学道德精华，从而丰富、发展现代医学道德；第三，医学道德从与已相关的其他社会意识中吸取营养，如从哲学、法学、社会学及美学等学科中吸取营养，从而丰富、发展医学道德。

为了激活医学伦理思想的内在动力，当前应特别注意做到以下两点：一是进行专题和个案研究，以求对医学道德问题的深入把握；二是积极开展各种形式的学术交流。

案例分析

我国唐代名医孙思邈一生勤于著书，晚年隐居于今陕西铜川市耀州区五台山(药王山)。他认为，医生须以解除病人痛苦为唯一职责，其他则"无欲无求"，对病人一视同仁，"皆如至尊"。他身体力行，一心赴救，不慕名利，用毕生精力实现了自己的医德思想，是我国医德思想的创始人，被西方称为"医学论之父"，成为与希波克拉底齐名的世界三大医德名人之一，中国古代当之无愧的著名医学家和思想家。孙思邈一生淡泊名利，多次推却做官召请。唐太宗欲授其爵位，唐高宗欲拜谏议大夫，他都固辞不受,一心致力于医学。立著直至白首之年,未尝释卷。一生著书80多种,其中以《千金要方》《千金翼方》影响最大,两部巨著60卷,药方论6500首。《千金要方》和《千金翼方》合称为《千金方》,它是唐代以前医药学成就的系统总结,被誉为我国最早的一部临床医学百科全书,对后世医学的发展影响深远。

孙思邈是中华医学发展长河中一颗璀璨夺目的明珠,在中外医学史上留下了不可磨灭的功勋,千余年来一直受到人们的高度评价和崇拜。唐太宗赞孙思邈"凿开径路,名魁大医。羽翼三圣,调合四时。降龙伏虎,拯衰救危。巍巍堂堂,百代之师"。宋徽宗敕封为"妙应真人",他被后世尊称为"药王"。现今我国各地都有祠堂纪念。陕西耀州区药王故里孙原村现存有药王孙思邈诞生遗址、幼读遗址、药王墓及孙氏茔园、药王碑苑和宏伟壮观的药王纪念中心药王祠堂,每年农历二月二当地都会开展规模宏大的"药王孙思邈文化节"纪念活动。

请问:我们应如何看待孙思邈的医学成就及后人对他的敬仰?

思考题

1. 中医学道德有哪些优良传统?
2.《希波克拉底誓言》的主要内容是什么?
3. 试述医学伦理学思想发展有哪些特点和规律?

第3章 生命伦理学

生命伦理学的研究始于20世纪70年代，由于医学技术的进步，人类越发有能力干预人的生老病死，这引发了积极和消极的双重后果。一方面，人们能更有效地诊断、治疗和预防疾病；另一方面，在各国的医疗和研究工作中，违反生命伦理的事件时有发生，医学技术的进步带来了对人的尊严和价值的挑战，作为主要研究生物医学中的道德问题的生命伦理学也就应运而生了。

第一节　生命伦理学概述

一、生命伦理学的含义

（一）国外伦理学界几种不同观点

美国学者恩格尔·哈特教授认为，“生命伦理学”一词出现于20世纪20年代，经过50年代的酝酿和60年代美国学界的讨论，最后在70年代由美国威斯康星大学的生物学家和癌症研究者范·潘塞勒·波特在《生命伦理学：通向未来的桥梁》一书中正式提出，他认为应该建立一门新的“把生物学知识和人类价值体系知识结合起来的学科”。他把生命伦理学定义为：生命伦理学是一门把生物学知识和人类价值体系知识结合起来的科学，它在自然科学和人文科学中间建起一座桥梁，帮助人类生存，维持并促进世界文明，即用生命科学来改善生命质量，是“争取生存的科学”。因此，波特认为生命伦理学是一门应用科学，是不具有规范性的科学。

拉南·格尔伦在《应用伦理学百科全书》中这样说：生命伦理学是研究产生于生物学实践领域（包括医学、护理、兽医在内的其他卫生保健职业）伦理学问题的学科。这个定义基本上表述了生命伦理学的特点，并和传统的医学伦理学有了两点区别：一是把范围扩大到整个生命科学的范围；二是就医学而言，不仅包括医生与病人的关系，还涉及整个卫生保健行业。

生命伦理学的另一位权威莱克在其主编的《生命伦理学百科全书》中将生命伦理学定义为：生命伦理学是对生命科学和卫生保健领域内的人类行为进行系统的研究，用道德价值和原则检验此范围内人的行为。此定义与拉南·格尔伦的定义基本相同。

日本筑波大学生物学院优巴斯伦理研究所最近提出如下定义，生命伦理学是对人和其他生物体关系中存在的伦理问题进行反思的过程。伦理问题的思考范围包括环境伦理、医疗伦理、社会伦理、对影响生命的技术的使用以及对生命的爱。

（二）中国伦理学界的观点

中国伦理学界认为，生命伦理学是对传统医学伦理学的超越，是现代意义上的医学伦理学;或者可以理解为,生命伦理学是医学伦理学发展的必然阶段,当然,它应该包括医学伦理学的全部内容。可以这样定义:运用伦理学的理论和方法,在跨学科、跨文化的情境中,对生命科学和医疗保健的伦理学方面包括决定、行动、政策、法律进行系统研究,是研究生命科学和卫生保健领域人类行为的道德可允许度的科学。

需要说明的是:

生命主要是指人类生命,但也涉及动物生命和植物生命。

伦理学是对人类行为的规范性研究:"应该做什么"和"应该怎么做"的伦理问题。

研究对象是生命科学和卫生保健领域,不仅限于医学,用于判定在这些领域中人类行为的道德性质。

二、生命伦理学的主要内容

生命伦理学研究的主要内容包括如下五个层面。

1. *理论层面* 例如,后果论与义务论这两种最基本的伦理学理论在解决生命科学和医疗保健中的伦理问题时的相对优缺点如何,德性论、判例法和关怀论的地位如何,伦理原则与伦理经验各起什么样的作用。

2. *临床层面* 医务人员每天都会面对临床工作提出的伦理问题,尤其是与生死有关的问题,如人体器官移植、辅助生殖、避孕流产、产前诊断、遗传咨询、临终关怀等问题。

3. *研究层面* 从事流行病学调查、临床药理试验、基因普查和分析、干预试验以及其他人体研究的科学家都会面临如何尊重和保护受试者及其亲属和相关群体的问题,同时也有如何适当保护试验动物的问题。

4. *政策层面* 应该做什么以及应该如何做的问题不仅发生在个人层次,也会发生在结构层次。医疗卫生改革、高科技在生物医学中如何应用和管理都涉及政策、管理、法律问题,但其基础是对有关伦理问题的探讨。

5. *文化层面* 任何个人、群体和社会都有一定的文化归属,文化也影响哲学和伦理学,当然也会影响生命伦理学。如在某一文化环境中提出的伦理原则或规则是否适用于其他文化,是否存在普遍伦理学或全球生命伦理学问题,伦理学普遍主义或绝对主义以及伦理学相对主义是否能成立等。

三、研究生命伦理学的意义

生命伦理学是医学及其相关专业必修的基础课程,是医学教育中的重要环节,是实践医学与临床医学教育必经的桥梁,是医学和人文社会科学联系的纽带,是医学人文学科的核心,是生命科学变革时代的航标。

学习生命伦理学既可以帮助医务人员解决价值观、人生观的问题,又可以树立病人权利观念,增强职业道德责任感,使医学生成为有信仰、勇于奉献、体悟人生、敢于承担、富有爱心的医务工作者。

通过生命伦理学的系统理论学习,未来的医务工作者逐渐能理性地面对医疗冲突,用伦理学原则和方法去分析、评价与解决具体、十分棘手的医学伦理难题,同时学会认识和处理由于高新生命科学技术的应用引发的有关生存与死亡、健康与文化、性与社会、卫生经济政策与环境等伦理问题。

第二节　生命伦理学的基本理论与基本原则

一、生命伦理学的基本理论

(一)美德论

美德论是美德伦理学的理论体系,又称为德行论或品德论,它以品德、美德和行为者为中心,研究和探讨人应该是什么样的人,有道德的人是什么样的人,人应该具有什么样的品德或品格。

1. 医学美德论的内容　医学美德论是传统医德学的理论,它以医学品德、医学美德和医务人员为中心,研究和探讨医务人员应该是什么样的人,有道德的医务人员是什么样的人,医务人员应该具有什么样的品德或品格。医学美德又称为医德品质,它包括以下内容:

(1)仁慈:即仁爱慈善,对医务人员来说就是要具有人道精神,医务人员应是仁慈的化身,仁慈是医务人员人格的特征。仁慈最能体现医学人道主义思想和道德要求,仁慈是长期一贯遵守"医学人道"道德要求所形成的医德品质。

(2)诚挚:即医务人员应具有坚持真理、忠诚医学科学、诚心诚意对待病人的品质。

(3)严谨:即医务人员应具有对待医学和医术严肃谨慎的品德。

(4)公正:即医务人员应具有公平合理地协调医学伦理关系的品德。具体地讲,就是应按照社会医学道德要求合情合理地对待服务对象,具有公私分明的品德。

(5)节操:即医务人员应具有扬善抑恶、坚定遵循医学道德规范的品德。

在医学史上,有许多"富贵不能淫,贫贱不能移,威武不能屈"的具有节操的医德典范。如三国时期的名医华佗,就不为权贵屈服,一心为民除疾,宁死不屈,成为医学史上的美谈。

2. 医学美德论的养成

(1)进行医学道德教育:医德品质与医学道德规范体系之间有着密切的关系,医德品质是医务人员在长期遵守或违背医学道德规范的行为中,形成和表现出来的心理自我。医学道德规范是个人医德品质的社会内容,医德品质是医德规范在医务人员身上的积淀。既然医德品质是在一定的医学道德规范的指导和制约下养成的,对医务人员进行医德教育,让他们掌握现今社会背景下的医学道德规范体系,就是医务人员养成良好医学美德的前提和基础。

(2)加强医学道德修养:医学道德教育仅是医务人员养成良好医学美德的外在条件,而医德品质也是医务人员个体内在的稳定的心理状态的体现,因此在医学美德的养成中起决定作用的是医务人员的医德修养。只有医务人员自身加强医学道德修养,把外在的医学道德规范转化为内在的医学道德规范,由医学道德认识开始,经过医学道德情感、医学道德意志中介,最后树立医学道德信念。形成医学道德行为习惯后,医学美德才能最终形成。

(二)后果论

后果论认为判断人的行动在伦理上对错的标准是该行动的后果。一个行动在伦理上正确与否,要看它的后果是什么,后果的好坏如何。如何判断一个行动的后果?后果论的最大学派是效用主义,它认为要看行动的效用如何。什么是效用?简单地说,效用是看该行动是带来快乐或幸福，还是带来痛苦或不幸。效用主义的决策程序：首先列举一切可供选择的办法，计算每一种办法可能的后果，给所有有关的人带来多少幸福与不幸，比较这些后果。它的优点是，在实际工作中能广泛评价人们的行动方针，成本/效益分析、风险评估等的发展和应用都体现了这一优点。但后果论也存在着明显的问题：其一是后果或效用难以定量和计算，也难以预测。然后将后果或效用还原为一个单位进行计算呢？在采取行动前，不可能预测所有行动的后果，来自不同文化的人，甚至不同性格的人，对后果的权重是不同的。其二是有可能导致社会不公正。如果我们选择了一个自认为能导致"最大多数人的最大幸福"的行动，那么，对没有从这种行动中得到益处的处于弱势地位的少数人就不公正了，对少数人的补偿也是必要的。

（三）义务论

义务论认为对一个行为对错的评价不能以行为的后果来判定，而是规定伦理义务的原则或规则，而有些原则或规则是不管后果如何都必须贯彻执行的，如不许说谎、遵守承诺等。义务论认为体现在伦理原则或规则中的我们对他人的义务来自一些特殊的关系，如亲子关系、医患关系、契约关系等，在这种关系中双方互有义务，这些义务并非来自效用或后果。义务论的优势在于它非常直接地告诉人们应该遵循的道德，便于人们按照道德去行动，大大提高了行动的效率，实际上，伦理学给人们带来的价值就是这些"义务"——道德规范和文化。它存在的问题是它有时会使人处于两难境地，如对重症病人是隐瞒病情真相？还是如实相告？事与愿违又如何评价？

（四）生命论

1. 生命神圣论　是认为人的生命具有最高道德价值的伦理观，生命是至高无上、神圣不可侵犯的。生命神圣论的意义在于：第一，它使人们珍重生命，有利于人类的生存和发展。因为生命对于人来说是第一重要的，离开了生命，世间的万事万物也就失去了存在的意义。第二，它促使医学科学和医学职业的产生并促进其发展。生命神圣且无以替代，所以当生命受到伤害、疾病折磨时，就需要一种学问来研究和解决，就需要有一种职业、一部分人专门为受到伤害、疾病折磨的人们提供帮助，这门学问就是医学，这种职业就是医疗卫生职业，这些专业人员就是医务人员。生命神圣思想激励人们探索生命的奥秘，发现诊治疾病的新方法，建立健全维护人类健康的医疗卫生制度，同时也大大促进了医学科学的发展和医疗技术的进步。

2. 生命质量论　是指以人的自然素质的优劣为标准而采取不同对待的生命伦理观。判断生命质量的依据有三种标准：一是主要质量标准。主要质量指个体生命的身体或状态。如严重的先天心脏畸形和无脑儿，其主要质量已经非常低，因此，从医学上讲已没有必要进行生命的维持。二是根本质量标准。根本质量是与他人在社会上和道德上相互作用的生命的意义和目的。如极度痛苦的晚期肿瘤病人、不可逆的昏迷病人，已经失去了与他人在社会和道德上的关系，失去了生命的意义和目的，因此，从医学上讲也没有必要进行生命的维持了。三是操作质量标准。操作质量是利用智商或诊断学的标准来测定智力和生理状况。依据这一标准，有的生命质量论者认为，智商高于140的人是高生命质量的天才，智商在70以下的人属于智力缺陷，智商在30以下者是智力缺陷较为严重的人，智商在20以下者低于人类的智商范畴了。关于操作质量标准，只是生命质量论者根据人为制定的方法测定人的智商的界限数据的标准，作为一种关于生命质量的理论，我们应该了解这些数据，至于高智商与智商极其低下者具体的归类和解释，有待于此理论的进一步发展。

3. 生命价值论　是指根据生命对自身和他人、社会的效用如何而采取不同对待的生命伦理观。划分生命价值依据标准也有三种：其一是根据生命价值主体的不同，生命价值分为内在价值和外在价值。内在价值就是生命对自身具有效用的属性，是生命具有的自身效用。外在价值就是生命对他人、社会具有效用的属性，是生命具有的对他人、社会的效用。其二是根据生命价值是否已经体现出来，生命价值分为现实价值和潜在价值。现实价值是指生命已经显现出对自身、社会和他人的效用。潜在价值是指生命目前尚未显现，将来才有可能显现出的对自身、社会和他人的效用。其三是根据生命价值的性质，生命价值分为正生命价值、负生命价值和零生命价值。正生命价值是指生命有利于自身、社会和他人效用的实现。即对自身、社会和他人有积极效用。负生命价值是指生命有害于自身、社会和他人效用的实现。即对自身、社会和他人有消极效用。零生命价值是指生命无利无害于自身、社会和他人效用的实现。即对自身、社会和他人既没有积极效用，也没有消极效用。

生命论确定了生命的重要性，生命质量论和生命价值论完善了人类对于生命的医学伦理理论，他们为国家计划生育政策的制定、医学新技术的应用提供了理论依据。

（五）人道论

人道论亦称人道主义，人道主义认为人具有最高价值从而应该善待每一个人。它具有两方面的基本含义：一方面是指人本身具有最高价值；另一方面是指应该善待每一个人。广义的人道主义则是指一切维护人的尊严、尊重人的权利、重视人的价值、实现人的全面发展的人本主义思想，可以说这种思想贯穿于人类社会的始终，如中国古代孔子的“仁者爱人”、墨子的“兼爱”；中世纪基督教的人道主义及现今社会主义的人道主义等都属于广义的人道主义。医学人道主义也属于广义的人道主义范畴，它认为人具有最高价值，因此医学应该具有尊重、同情、关心、救助服务对象的思想。

二、生命伦理学的基本原则

（一）尊重原则

尊重原则又称自主原则。尊重是指人格尊严和权利，尊重首先是尊重人格。病人是人，具有独立的不可侵犯的地位和身份，医学界应该尊重其作为人的尊严，尊重其人格。其次是尊重其权利。在现今文明社会，每个人都被赋予了很多权利，作为病人，同样享有很多权利，它包括：医疗保健权、知情同意权、隐私权、医疗监督权、费用告知权和医疗资料获取权等。这些权利病人应该获得尊重。

（二）不伤害原则

不伤害原则，就是要求医学界最大限度地降低对服务对象的伤害。正如医学科学和医学职业的性质决定“有利于病人”是善待病人的首要原则一样，医学的这种特殊性质也决定着医学界应该不伤害病人，在无法避免伤害时，也应该最大限度地降低对病人的伤害。在生物医学中，伤害主要是指身体上的伤害，包括疼痛和痛苦、疾病和死亡；精神上的伤害以及其他损害，如经济上的损失。在医学伦理学思想史上，人们通常认为医学伦理学的第一条原则就是“不伤害”。但随着医学的发展尤其是现代医学的诞生，人们逐渐认识到许多甚至绝大多数医学行为都是对服务对象存在不同程度的伤害。如药物的毒副作用、手术的创伤、辅助检查导致的痛苦与不适等，医学伤害在某些情况下是不可避免的。因此，不伤害原则又被赋予了新的内容——要求对医学行为进行“受益与伤害的权衡”，要求医学行为应该最大限度地使服务对象的受益大于伤害,最大限度地使服务对象的伤害降到最低限度。

(三)有利原则

有利原则又称行善原则,“有利”是指一种义务,即帮助他人维护他们重要的和合法的利益。在生命伦理学中的有利原则要求,医学上的行为能给病人带来最大可能的好处,而危害是最低的,“有利于病人”是医学界的古老传统。如《希波克拉底誓言》中指出“我将尽我之所能与判断为病人利益着想而救助之,永不存一切邪恶之念”;孙思邈在《备急千金要方·大医精诚》中指出,医生对病人要“一心扑救,无做功夫形迹之心”等。在当今社会的有利原则,最初表现为“对病人本人有利”。医学界在考虑“对病人本人有利”的同时,还要考虑“对病人相关者有利”及“对社会公益有利”的原则。

(四)公正原则

一般意义上的公正,就是“等利(害)交换的行为”。它是衡量一切行为是否公正的原则。“礼尚往来”是公正——“等利交换”;“以命偿命,以牙还牙”是有伤害的公正——“等害交换”。医学上的公正原则,主要是指社会确定的对卫生资源分配的伦理原则,可见社会公正是分配公正,是社会对卫生资源进行公正分配,是医学界按照社会确定的公正原则实施的对卫生资源的分配。为此,在卫生资源分配中应遵循以下原则:①完全平等原则。健康权、医疗保健权是基本的人权,根据“基本权利完全平等”的公正原则,对于医疗卫生保健权完全平等的是“人人享有初级卫生保健”。初级卫生保健是最基本的、人人都能够得到的、体现社会平等权利的、社会公众和政府都能负担得起的卫生保健服务。②合理差等原则。既然卫生资源是相对短缺的,对于非基本卫生保健需求,就不可能完全平等对待,只能采取合理差等对待。在医学这个特殊领域中要做到合理差等对待,是非常复杂的。目前,人们认为至少应该考虑以下因素:一是生命质量,生命质量高者优先。二是需要的迫切程度。对于非基本卫生保健需求,根据有无需求、需求的强烈程度进行差等对待,有需求、需求强烈者优先。③社会价值,即对于非基本权利比例平等原则,根据病人对社会现实的和潜在的贡献大小进行差等对待,贡献大者优先。④综合其他因素,如先来后到、支付能力、家庭角色、科学价值等综合因素进行差等对待。

案例分析

病人孙某,女,9岁。因颈部包块来院就诊,经认真检查确诊为甲状腺癌,并有颈淋巴结转移。经周密考虑,医生同孙母进行了如下谈话:

1. 根据病人所患癌症的病理类型分析,病人对化疗、放疗不敏感。放疗、化疗只能起到短期维持作用,几乎没有根治作用。

2. 常规甲状腺癌根治术有较高的五年存活率,手术的成功希望较大。但术后不可避免会造成颈部塌陷变形,肩下垂,身体外观和功能都要受到一定损害。

3. 改进型甲状腺根治术的五年存活率无明确定论,有文献报道效果较好,术后不会出现身体外观的明显改变。但本院只有2名医生学习过该手术,本院尚未开展此手术,手术成功的把握较小。

请根据所学内容对此案例进行医学分析。

思考题

1. 生命伦理学的主要内容是什么？
2. 试述生命伦理学的基本理论。

第 4 章 医学道德的基本原则、范畴和规范

医学道德简称医德，在医疗活动中，围绕防病治病、维护人类健康这个宗旨，医务人员与病人、与他人、与社会发生各种各样关系，从而形成了各种各样的医德要求，而这些医德要求又通过医德基本原则、规范与范畴集中表现出来。医德基本原则是医德体系的总纲和精髓，它集中体现医德本质特征，是评价医务人员行为和品格的最高道德标准；医德基本规范是医德基本原则的具体体现和补充，是对医务人员医疗行为和品格的基本要求；医德范畴是对医德原则和规范的补充，并始终受到医德原则和规范的制约，是对医务人员具体的医德要求。学习和研究医德基本原则、规范与范畴，对于规范医务人员医疗活动的总方向，提高医务人员的医德水平，协调医疗人际关系等具有重要指导意义。

第一节　医德基本原则

一、社会主义医德基本原则的形成

（一）医德基本原则的含义

医德基本原则是医德理论的具体化，是在医疗活动中调整各种医疗人际关系所应遵循的根本原则或标准。它在医德体系中居于首要地位，是医德体系的总纲和精髓，也是评价医务人员行为和品格的最高道德标准。医德基本原则具有总括、主导的意义和作用，它贯穿于医疗实践的始终，是各种医德规范要求的基本出发点和指导原则；医德规范与范畴具有从属性、具体性，是医德基本原则所派生出来的，是医德基本原则的具体体现或补充。

（二）社会主义医德基本原则形成和发展的客观条件

医德基本原则的确立总是在一定的经济基础之上，并在一定的社会道德原则的制约下产生、形成和发展的。马克思主义认为，一定社会的生产关系决定一定的社会道德基本原则，而每一个社会的医德基本原则又必然要受到社会道德基本原则的影响和渗透。生产资料公有制决定了社会主义道德基本原则；作为社会主义道德组成部分的医学职业道德，其基本原则也必然是社会主义道德原则的具体体现和运用。在社会主义制度下，社会主义医药卫生事业的主体是建立在社会主义公有制的经济基础之上的，这就决定了社会主义医药卫生工作必须把满足人民群众和社会对救死扶伤、防病治病、保障人类健康的需要和全心全意为人民服务，作为道德目标和道德原则。所以社会主义医德原则是在社会主义公有制基础上，在社会主义道德原则的制约下产生、形成和发展起来的。

（三）社会主义医德基本原则形成和发展的主观条件

在社会主义制度下，医务人员逐步树立起全心全意为人民服务的思想，并日益成为评价医务人员行为的根本标准。由于社会主义医德的内容非常丰富，广大医务人员在医疗实践中迫切要求确立社会主义医德基本原则，作为指导和衡量社会主义医务人员医德行为和品格的最高标准。经我国医学伦理学界广泛热烈的讨论，根据全国医学伦理学学术研究会上大多数人的意见，把“救死扶伤，防病治病，实行社会主义人道主义，全心全意为人民健康服务”作为社会主义医德基本原则。

（四）社会主义医德基本原则的科学性

社会主义医德基本原则的科学性，使其在医德实践和医德建设中具有强大的指导作用和推动力。社会主义医德基本原则的科学性主要表现在三个方面。

1. 社会主义医德基本原则，反映了医疗卫生工作以“救死扶伤、防病治病”为手段的职业特点。

2. 社会主义医德基本原则，体现了为保障人民健康服务的医学目标，是社会主义医疗卫生工作的根本任务与宗旨。

3. 社会主义医德基本原则，是在社会主义制度下继承、吸收历史上医德思想的精华而制定出来的，把社会主义的医疗卫生事业的现实医德要求和历史上宝贵的医德遗产有机地结合在一起，从而把医德发展到一个新的、更高的阶段。

二、社会主义医德基本原则的内容

社会主义医德基本原则是救死扶伤、防病治病，实行社会主义人道主义，全心全意为人民健康服务。这个原则揭示了医学实践活动的本质和规律，明确地指明了医务人员服务的宗旨和目的。

（一）救死扶伤、防病治病

1. *救死扶伤、防病治病，是医务人员的神圣职责，是医学的根本任务和职业特征，也是医务人员实现为人民健康服务的途径和手段*　医学是维护人的生命和增进人类健康的科学，它明确提出了医务人员对人民群众和社会所必须承担的重大道德责任。救死扶伤、防病治病，是医务人员医疗实践和医德行为的基本出发点。随着医学科学的发展和医学模式的转变，医疗卫生工作已由临床医治扩大到社会的预防和保健等方面，医务人员也由对单个人负责扩大到对人群、社会负责，这就从客观上对医疗卫生工作提出了防治结合的要求。一方面要搞好临床医治，以精湛的医术为病人解除疾苦，使其尽快康复；另一方面要做好社会预防，保持生态平衡，尽力从各个环节上防止疾病的传播与流行，有效地保障广大人民的健康。

2. *救死扶伤、防病治病原则对医务人员的要求*

（1）热爱本职工作，刻苦钻研技术，加强道德修养。做到一切以病人利益为重，把病人的伤痛、生命安危放在首位，竭尽全力进行救治，甚至不惜牺牲个人的一切，去履行救死扶伤、防病治病的道德责任和道德义务。

（2）正确认识医学服务的范围和医务人员的社会责任。做到既重视个体病人的医治护理，又重视群体的社会预防和社会保健，实现防治结合。

(二)实行社会主义人道主义

1. *医学人道主义的历史发展* 人道主义有狭义与广义之分,狭义人道主义是指欧洲文艺复兴时期新兴资产阶级反封建、反宗教神权的一种思想和文化活动。广义的人道主义则泛指主张维护人的尊严、权利和自由,主张重视人的价值,要求人能得到充分自由发展等思想。医学人道主义属于广义人道主义范畴,是指在医学领域中爱护、关心病人健康,重视病人生命,尊重病人的人格与权利,维护病人的利益和幸福的伦理原则。

从历史上看,人道主义思潮贯穿于整个人类社会。医学人道主义是随着医学的发展而发展进步的,在不同的历史时期表现了不同的内容、形式与特点。医学人道主义的发展可归纳为三个历史阶段。

(1)古代朴素的医学人道主义:古代是指原始社会至封建社会的漫长历史时期,这是医学人道主义发展的最初阶段。这个时期的人道主义有如下特点:①对病人的关心、同情是出于恻隐之心。②由于医学水平低,在医疗实践中经常存在着医务人员的人道主义的主观愿望和客观非人道的医疗实践之间的矛盾。如因无麻醉药,手术者常用木棒击打病人头部至昏或用捆绑办法为病人施术,使病人难以忍受,痛不欲生。③人道精神只限于医务人员与病人个体之间的狭小范围内。④人道精神往往与“神”相联系。如著名的《希波克拉底誓言》《迈蒙尼提斯祷文》都明显具有这种特点。

古代朴素的医学人道主义受到阶级社会的制约和医学发展的限制,虽然存在着不足和局限性,但它奠定了医学道德的基础,对后来的医学伦理学的发展产生了深远的影响。

(2)实验医学时期的医学人道主义:1543 年波兰伟大的天文学家、地动学说的创始人哥白尼创立了“日心说”,自然科学从此有了新的进展,医学科学研究也从宗教的束缚中解放出来,走向科学实验的道路。1578~1657 年英国生物学家哈维建立了血液循环学说,并把实验的方法引入生理学和医学研究,医学研究进入了实验医学时期,也使医学人道主义在深度、广度上以及内容、形式上均有了较大发展。其特点是:①这时期医学人道主义是处在资本主义制度萌芽、形成和发展的历史时期,受资产阶级反封建、反神权斗争的深刻影响,医学人道主义表现出明显的反封建、反神权的特点,明确提出为人文主义(即人道主义)而行医的道德要求。②由于医学科学的发展,解剖学、生理学、卫生学、病理学等新学科的建立,麻醉、消毒、防外伤感染及诊断、治疗等技术的提高,使人道主义的实现有了科学的保证。因此,这时期医学人道主义基本上摆脱了神学影响,得到健康的发展。

(3)当代医学人道主义:进入 20 世纪以后,医学人道主义随着医学的发展日益成熟,人道主义不仅是医务人员对病人的一种态度,而且扩大到成为捍卫全人类利益的思想武器。医学人道主义受到社会的广泛关注,特别是第二次世界大战结束后,鉴于德国法西斯非人道主义的罪行,世界医学会和一些国家制定了医学人道主义的法规,使医学人道主义的社会价值有了新的提高。当代医学人道主义有了新的特点。①强调把医学看成是全人类的事业;②坚决反对利用医学作为残害人类或政治派别斗争工具的行为;③强调医生对病人治疗的自主性,不接受非医学需要的干扰;④要求给予战俘、囚犯以医疗权利和人道主义待遇。

2. *社会主义医学人道主义的特点* 社会主义医学人道主义批判地继承了历史上人道主义的优良传统,与其他医学人道主义相比,有着明显的特点。社会主义医学人道主义受无产阶级世界观的影响和制约,始终把为人类谋幸福、为实现人类的健康作为自己的出发点,将热爱病人、同情病人、尊重病人人格、尊重病人平等的医疗权利,作为社会主义医学活动中的人道主义的核心内容。因此,社会主义医患之间是一种崭新、和谐、平等的同志式的服务与被服务的关系。

3. 社会主义医学人道主义原则对医务人员的要求

(1)要确立全心全意为人民服务的人生观:人生观是医务人员医德观的基础,有什么样的人生观,就有什么样的医德观。具有无产阶级人生观的医务人员,其医德观必然是行医为民、行医为公。像白求恩医生那样,极端热忱,极端负责,毫不利己,专门利人,将自己的本职工作自觉地同社会主义、共产主义事业联系起来,把毕生精力贡献给人民的卫生事业,使人道主义医德升华为社会主义、共产主义的道德品质。而具有资产阶级人生观的人,其医德观必然是从医为私,行医为利,这样的人绝不可能履行社会主义人道主义的道德义务,也不可能成为医德高尚的医务人员。

(2)要努力掌握为人民服务的过硬本领:一个品德高尚的医务人员必须精通专业知识,熟练掌握技术,才能履行救死扶伤、实行社会主义人道主义的道德责任和道德义务。医务工作是一项科学性很强的工作,它需要严谨的科学态度和过硬的本领。否则,无法对病人恪尽道德责任,一个不讲科学、医术低劣的人,是不能做好防病治病、救死扶伤工作的。应当特别强调的是,救死扶伤、实行社会主义人道主义,并不是单纯的业务和技术问题,只有把医德品质修养与过硬的本领相结合,才能充分发挥专业技术在为人民健康服务中的重要作用。

(3)尊重病人人格尊严,谴责和反对不人道行为:社会主义人道主义的基本内容就是珍重人的生命和健康,爱护和关心病人,尊重病人的人格。在医疗实践中,少数医务人员仍然存在封建等级观念,对病人缺乏尊重、关心和爱护,甚至利用职权谋私。这些现象同人民的利益和社会利益相违背。为了保护人民健康和尊重病人人格,广大医务人员必须与之做斗争,决不允许出现利用医学手段折磨、虐待、迫害病人(包括俘虏伤员)的各种非人道行为,使社会主义人道主义原则得到更好的贯彻。

(三)全心全意为人民健康服务

1. 社会主义医德原则的核心和实质　全心全意为人民健康服务,是社会主义医德的核心和实质,也是无产阶级全心全意为人民服务的根本宗旨的具体体现。医学是造福于人类的科学,在我国,医学必须为人民的健康服务。讲医德,制定医德规范,都应以此为根本目的。

坚持全心全意为人民的健康服务,并把这一思想贯彻在整个医疗卫生工作的始终,其原因有四:①由人民群众的历史地位决定的。人民群众是社会物质财富和精神财富的创造者,是历史前进的推动力,全心全意为人民健康服务是符合历史发展客观规律的。②全心全意为人民健康服务,符合无产阶级根本利益和共产主义道德的基本原则。无产阶级革命是为绝大多数人谋利益的事业,这样就决定了共产主义道德必须要求个人利益服从集体利益,一切从人民利益出发,全心全意为人民服务,也必然同时要求医学职业道德将全心全意为人民服务作为原则。③为人民服务是无产阶级人生观和共产主义道德修养的基本要求。既然人民群众是历史的创造者,是无产阶级革命事业的基础,作为社会主义的医务人员的人生观就应是为人民服务。④为人民服务是共产主义道德的基本特征,剥削阶级道德是不可能具有的。

全心全意为人民服务,是社会主义一切职业道德所必须具有的基本原则,但由于职业不同,所采取的手段也不同。医务人员是将为人民健康服务作为自己的职业服务内容的,其主要手段就是救死扶伤,防病治病,发展医学科学。因此,热爱人民,尊重人民,全心全意为人民健康服务,就成为社会主义医德的根本宗旨。

2. 全心全意为人民健康服务原则对医务人员的要求

(1)时时处处关心人民的健康和疾苦:做到想病人之所想,急病人之所急,痛病人之所痛,工作认真负责,周到细致,不畏劳苦,不计较个人得失,不以医谋私。

(2)坚持为大多数人服务:全心全意为人民健康服务,不是为少数人服务,不是为某一阶层人服务,而是为广大人民健康服务。由于医学模式的转变,医疗卫生工作已由单纯临床诊治扩大到社会预防和社会保健,医务人员的责任也由对单个病人负责扩大到对社会、人群负责。因此,医务人员既要搞好临床医疗,也要做好预防保健工作,把提高广大群众健康水平作为自己的义务与责任。

(3)全面做好人民群众的保健工作:不仅要为人民群众的躯体健康服务,而且要为他们的心理健康服务,达到身心统一。根据世界卫生组织对健康的定义,即"健康是一种身体上、精神上和社会上的完满状态,而不是没有疾病和虚弱的现象",作为医务人员仅仅善于诊治人们躯体上的疾病是远远不够的,还要善于从心理因素和社会环境方面全面考察和防治疾病。

第二节　医德基本规范

一、医德规范的概念

(一)什么是规范

所谓规范是指允许人们行为的范围,即日常所讲的准则和规矩的意思。规范是人类社会生活中普遍存在的现象,在不同领域中有不同的规范,如政治规范、法律规范、道德规范、经济规范、技术规范等。

(二)什么是医德规范

医德规范是指在一定的社会医学实践中,依据医德原则、医德理论和医疗过程中人们相互关系的实际需要而制定的医务人员的行为准则。它既是社会对医务人员行为的基本要求,也是衡量医务人员道德水平的标准。

(三)医德规范与医德基本原则的关系

医德基本原则是医德规范体系的总纲和精髓,是指导和衡量医务人员医德行为和品格的最高标准,是制定医德规范的依据。医德规范是对医务人员医德行为和品格的基本要求,是医德基本原则的具体体现和补充。与医德原则相比,医德规范是具体的、可变的,随着社会变迁、医学发展而不断总结出适合时代和人们需要的医德规范。

二、医德规范的内容

(一)一视同仁

一视同仁、平等相待,主要是指病人在权利、利益、人格上享有平等。它要求医务人员在诊疗中做到不论病人年龄性别、种族国别、地位高低、权利大小、知识多少、美丑智愚、关系亲疏,都要平等相待,尽职尽责。医务人员在病人面前不能高人一等,要以平等的态度尊重并尽一切努力满足病人正当合理的要求。即使是对待战俘和囚犯也应按人道主义的要求,有病治病,有伤治伤,不得参与对他们的折磨与残害。

1982 年 3 月 2 日傍晚，上海一名普通青年女工唐某，因产后严重失血，被送往上海市第一妇婴保健院抢救，库存 400ml 血全部输入后，她的血压仍继续下降。为了抢救产妇生命，医院全体人员争先为病人献血，各医院专家赶来会诊，仪表局团委动员了 140 位同志报名献血。2800ml 血输进了小唐的血管。一个普通女工死而复生，显示了医务人员救死扶伤、平等对待病人的高尚医德和高超医术，更显示了党和人民对生命的尊重。

（二）恪尽职守

恪尽职守，是指医务人员对病人竭尽全力、认真负责、精心诊治。这是衡量医务人员的工作是否符合人民要求的基本医德规范，也是提高医疗质量、医疗效果的保证。

恪尽职守的医德规范，要求医务人员具有敬业精神，在工作中按制度办事，不敷衍塞责，时刻做到认真仔细、谨慎周到、一丝不苟、准确无误，不放过任何一点可疑症状，不放松任何一次时机，使病人得到及时的治疗与抢救。

某医院护士在巡视病房时，发现一位已住院数月的再生障碍性贫血病人的引流瓶中尿液呈酱油色。她认为再生障碍性贫血病人不应有这样的尿色，立即报告了医生。医生检查尿中有血红蛋白，证实病人患有阵发性睡眠性血红蛋白尿症。由于该护士精通业务、恪尽职责，使病人得到正确有效的治疗。

（三）精益求精

精益求精是社会主义医德规范的重要内容之一。它要求医务人员热爱医学科学和医疗卫生工作，为了人民健康，对医学科学技术刻苦钻研，勤奋学习，勇于进取，不断提高医技水平。做到诊断准确、治疗科学，不自命不凡、不主观臆断、不误诊误治。

（四）端庄可信

端庄可信，是指言谈文雅有度，举止稳重端庄，仪表大方，自信而不傲慢，严肃而又和蔼可亲。医务人员姿态表情和一举一动，都会对病人的情绪、心理状态起到巨大作用，从而影响病人对医务人员的信任度。

端庄可信医德规范，要求医务人员举止仪表、言行谈吐都要文明礼貌。在与病人交往中要态度温良，待人热情，尊重病人，保持谦恭有礼、落落大方的举止风度。做到衣着整洁，称呼病人要有礼貌、亲切、适度。在与病人交谈中，要运用同情的语气和安慰的语言，给病人以安慰和鼓励，不训辱病人。在病房要保持环境安静，注意做到说话轻、走路轻、动作轻，避免大声喧哗。在危重病人面前，要保持严肃和同情，不能嬉笑。在为异性病人检查时，特别是男医生为女病人检查时，应有女护士在场。总之，医务人员在诊疗活动中应做到心灵纯洁，举止稳重端庄，对病人无欲无求。

例如，某医院有一肿瘤病人，住院后问医生："我的瘤子硬度如何？做手术有没有危险？"医生回答："你的瘤子比钢软，比豆腐硬。关于危险性嘛，如果碰破大血管，准死！"这些话使病人感到这个医生不严肃、不认真，让他做手术难以信任，故坚决不做手术，并要求出院。

（五）廉洁奉公

廉洁奉公，不图私利，是我国古代医生十分重视的道德品质。他们主张医生治病应一心赴救，不问贵贱，无欲无求，不图钱财，以济世为怀。

社会主义医德将医务人员廉洁奉公，不图钱财作为重要医德规范，要求医务人员奉公守法，不徇私情，坚持原则，敢于同歪风邪气做斗争。尤其在市场经济条件下，更要求医务人员在自己的岗位上做到廉洁奉公，不图私利。决不允许趁病人求医的急切心理，利用手中的诊断权、处方权、手术权、医药分配权、病假权、住院权等权利，向病人勒索财物，谋取私利。医务人员的权利是人民给的，理应为人民服务。医务人员在行使诊疗权时，正直无私，廉洁奉公，才会得到人民群众和社会的尊重和信赖。

白求恩医生廉洁奉公的精神为医务人员树立了光辉榜样。当年，为了照顾白求恩的生活，也为了表彰他的功劳，毛泽东亲自打来电报，指示军区每月发给他100元津贴。可是，白求恩却当面向聂荣臻司令员拒绝了。第二天，他复电毛泽东说："我谢绝每月百元津贴。我自己不需要钱，因为衣食一切均已供给。"一个月后，他给聂荣臻的信中进一步申明："其他大夫每月只拿1元，而司令员也每月只拿5元'巨'款，如果我接受每月100元的津贴，是不可思议的。"他解释说："我没有钱也不需要钱。能和这样一些以共产主义方式生活的同志们在一起工作，是我毕生最大的幸福。"

第三节　医德基本范畴

一、医德范畴的含义

范畴是反映客观事物本质联系的思维形式，是人们思维对客观事物的特征、各方面关系的最一般的概括，是反映客观事物普遍联系和发展规律的最基本的概念，是帮助人们认识客观世界发展规律的工具。简言之，范畴是反映客观事物普遍本质的基本概念。各门学科都有自己特有的一系列范畴，它是人类对客观世界认识到一定阶段的产物，范畴的不断丰富和精确，反映着人类对客观世界认识的深入和改造世界能力的提高。

医德范畴是从一般道德范畴中派生出来的，它是对医德现象普遍联系和发展规律的实践总结与概括，是反映医务人员与病人、他人、社会关系以及行为调节方面的一些最基本的概念，它既受医德基本原则和规范的制约，同时又是它们的必要补充。学习和掌握医德范畴对于帮助我们认识和理解复杂的医德现象具有重要意义。

二、医德范畴的内容

（一）权利与义务

1. *权利*　是权力和利益的总称。通常包括两方面的含义，一方面是指法律上的权利，即公民依法行使的权力和享受的利益；一方面是指社会团体规定享受的利益和允许行使的权力。医德权利包括两方面，即病人的权利和医务人员的权利。

（1）病人的基本权利

1）平等的医疗权利：病人享有平等的医疗保健的权利，医疗卫生服务设施应当向所有的人开放，医务人员不得以任何借口拒绝或推诿病人就医，违背这一点就是无视最起码的医德准则，是对病人权利的侵犯。

2）知情同意的权利：在医疗过程中，病人享有获得关于自己疾病情况的权利，医务人员的决策要征得病人的同意，尤其实验性治疗必须病人知情同意，医务人员不得为获取资料向病人隐瞒实情，骗取病人的同意。

3）获得有关信息的权利：一般情况下医务人员对病人要提供实情，在特殊情况下，医务人员为使病人避免恶性刺激而做必要的保密也是为了病人利益。

4）要求保密的权利：在医疗过程中，由于诊疗需要，医务人员了解和掌握病人的个人秘密和隐私，病人有要求医务人员保守秘密的权利，医务人员不得将病人隐私和秘密任意向外泄露或作为谈笑资料。

5）监督医疗的权利：当病人医疗权利受到侵犯，生命受到威胁而又被拒绝医疗时，病人有权提出疑问，寻求解释，提出批评，医务人员不得拒绝病人的合理要求和正当批评，更不得打击报复。

6）因病免除（或部分免除）一定社会责任与义务的权利。

（2）医务人员的基本权利

1）对疾病的诊治权：医务人员为维护病人医疗权利的实现，使病人康复而实施诊治的权利是独立的，如采用何种治疗方案，使用何种药物，是住院治疗还是门诊治疗，是否实施手术治疗，对病人如何护理等都是医务人员权利范围内的事，不应受到外界干扰，病人或有关方面可以提出不同意见或建议，但不能干预医务人员正常工作的独立权利，更不能采用行政命令或威胁手段迫使医务人员接受不合理要求。

2）对特殊病人的隔离权：医务人员有权对某些处于传染期的传染病病人和发作期的精神病病人实行隔离，以免对他人、对社会造成危害。

3）对特殊病人行为的干涉权：这是医务人员的特殊权利。在一般情况下，医务人员的诊治权应服从病人的权利要求，但在特殊情况下医务人员可使用干涉权来限制病人的自主权利，以实现医务人员对病人应尽的义务。医务人员的干涉权常用于以下几种情况。

一是对病人不理智或不正当行为的医疗干涉。病人有拒绝治疗的权利，但这必须是病人理智的决定，同时必须得到有经验的医生的认可。如病人的拒绝治疗会给其带来严重的后果或不可挽回的损失时，医务人员可在耐心说服、认真解释的前提下，否定病人的这一要求。如自杀未遂的病人拒绝抢救，医务人员可在家属、单位领导同意后进行抢救。另外，有些个别的诈病者出于个人目的而要求医务人员为其开具假诊断证明、休假证明或贵重药物等，此时医务人员有拒绝为其服务的权利。

二是讲真话。病人有了解自己病情、治疗及预后的权利，医务人员应如实讲清。但如果将实情告知病人可能会影响治疗过程和效果，甚至对病人健康造成不良后果时，医务人员为了病人的利益不得不隐瞒真相，这种隐瞒虽然是对病人要求讲真话权利的干涉，但这是必要的、正确的。

三是保密。病人有权要求医务人员为其保守个人隐私和秘密，但当这一要求可能对社会、他人产生危害时，医务人员可使用特殊的权利进行干涉。如病人有自杀意向或患有特定传染病，虽然要求医务人员为其保密，但医务人员应予拒绝，并向有关部门报告。医务人员只能在维护病人健康利益和社会利益准则的前提下，在特定条件和有限范围内使用干涉权，不可滥用，否则是对病人权利的侵犯，是医德所不允许的。

2. *义务*　是指法律上或道德上应尽的责任。医德义务是指在医疗活动中医务人员应当自觉履行的对病人、对社会的责任。

（1）医务人员的义务

1）诊疗护理的义务。

2）解释说明的义务。

3)解除病人疾苦的义务。

4)保守病人秘密的义务。

5)处理好"三者关系"的义务。医生不仅为病人个体尽义务,还要对他人、对社会尽义务,当两者发生矛盾时,应以社会利益为重。

(2)病人的义务

1)积极接受、配合诊治的义务。

2)保持和恢复健康的义务。

3)尊重医生、执行医嘱的义务。

4)遵守医院各项规章制度的义务。

5)支持医学科学研究的义务。

(二)人道与功利

1. *人道* 人道是与"天道"相对的,指爱护人的生命,尊重人的生命、尊重人的人格和权利。医德范畴中的人道主要指同情、关心、爱护病人,平等负责地对待病人,其核心是尊重病人。尊重病人体现在以下三个方面。

(1)尊重病人的生命:这是医学人道主义最基本的思想。生命是神圣的,人的生命只有一次,不可逆转,医务人员要把病人生命安危放在首位,要以严谨科学的态度,精湛的医术履行治病救人的天职。

(2)尊重病人的人格:人格即人的气质、能力和性格等特征的总和。病人作为生命的主人,应有自己的人格和尊严,理应得到医务人员的尊重和维护,特别是对精神病病人、麻风病病人、残疾病病人,医务人员更应如此。

(3)尊重病人平等的医疗权利:在医学面前人人平等是医学人道主义所追求的目标,尊重病人平等的医疗权利就是对病人不分亲疏远近,一视同仁,给予同样的医疗服务。即使对战俘、在押犯也应给予必要的医疗救护,这是医学人道主义的体现。

2. *功利* 功利就是功效、利益。医德功利就是医疗行为实际达到的功效及其获得的利益。社会主义医德功利是义务与功利的统一,既讲无私奉献,也不忽视个人的利益,其基本内容是:

(1)要正确认识功利:社会主义倡导的是集体功利观,当个人利益与集体利益发生矛盾时,个人利益必须服从集体利益,个人的功利必须以集体和社会的利益为基础。

(2)要正确评价功利:个人获得功利的大小要以个人对集体和社会的贡献为依据,它是社会主义分配原则的具体体现。

(3)要正确理解功利:功利既要从物质生活上理解,又要从精神生活上理解。医务人员同其他行业一样,也有改善自己物质文化生活的欲望和追求,医务人员不仅要从物质生活方面获得利益,还应有更为高尚的精神方面的追求。医生为病人解除痛苦虽付出了代价,但精神是充实的,而这种精神的享受又是任何物质享受无法替代的。

(三)荣誉与良心

1. *荣誉* 是指人们对道德行为的社会价值的肯定与褒奖。它是鼓舞人们自觉为社会尽义务、做贡献的一种强大的精神力量。荣誉包括两方面的内容,一是社会的评价;二是自我意识(对自己行为的社会后果及社会评价的自我关心和肯定)。社会评价是自我意识的基础,背离社会评价的自我意识只能是孤芳自赏的虚荣。

医德中的荣誉是以病人的健康利益为基础的，是医务人员履行了对病人、对社会应尽的义务而得到的社会赞扬与肯定，并且能自我体验到由此而产生的道德情感上的满足与欣慰。医德荣誉观的基本内容如下。

(1)应认识荣誉同履行义务的一致性：忠诚履行社会义务是获取荣誉的前提，荣誉是履行义务的结果。医务人员只有辛勤为人民健康服务，恪尽职守，才会得到人民的尊敬。在为病人服务过程中，谁的贡献大，谁得到的荣誉就多。当然，获得荣誉不是我们工作的目的，荣誉只是过去自己劳动成效的反映和标记，因此不能在获取荣誉后固步自封、骄傲自满，甚至忘乎所以，应将荣誉作为鞭策自己继续前进的动力。

(2)应正确处理个人荣誉与集体荣誉的关系：在社会主义国家里，个人利益、集体利益和国家利益在根本上是一致的，这就决定了个人荣誉与集体荣誉是紧密结合在一起的。个人所得到的荣誉是在集体支持下取得的，从这个意义上讲应将荣誉归功于集体。作为社会主义的医务人员应更加关心集体荣誉，当个人与集体发生矛盾时，应牺牲个人荣誉保全集体荣誉。

(3)应谨慎地对待荣誉：在荣誉面前要有谦让、与人为善、助人为乐的精神，决不可为了荣誉而抬高自己，诋毁别人，也不能弄虚作假去骗取荣誉。医务人员得到荣誉后应谦虚谨慎、戒骄戒躁，决不能将荣誉当成资本或当成交换的筹码来获取私利。

2. 良心　是指人们对是非、善恶、荣辱的内心深刻认识，是对自己内心信念与道德情感的一种深化，也是对他人、社会关系上自己应负道德责任的一种自我评价能力。良心在道德行为中具有重要作用，它在行为之前起到选择作用，在行为之中起到监督和调节作用，在行为之后起到评价作用。医德良心是指医务人员内心信念与道德情感的一种升华，亦即医务人员在处理与病人、与他人、与社会关系时应负道德责任的一种自我评价能力，它是医务人员不可缺少的一种道德意识。其基本内容包括：

(1)要忠实于病人的健康，在任何情况下都不做有损病人健康的事：医务人员的医疗行为有时是在病人不了解或失去知觉的情况下进行的，而且多是处于单独对待病人情况下。因此，医务人员应以"慎独"精神严格要求自己，无论有无监督、有无利益诱惑，都要使自己的医疗行为经得起检验。

(2)要不断加深对病人的道德情感：良心是道德情感的深化，医务人员只有具有热爱病人、热爱生命的真挚情感，才会自觉关心同情病人，为其解除疾苦，才能竭尽全力为人民健康服务，从而得到道德情感上的满足。

(3)要不断地反省自己：要有知耻之心和明确的是非观念，不做有损于病人、他人和社会利益的事。一旦做了有损于病人健康的事或出现了差错、事故，应勇于反省并设法补救，决不可掩盖，推卸责任。

(四)审慎与保密

1. 审慎　是周密思考与小心谨慎的意思。医德审慎是医务人员在为病人服务过程中所应有的道德作风，是医务人员关心病人、重视病人生命安危的品德和一丝不苟的工作作风的具体体现。审慎对于加强医务人员的责任感，避免疏忽大意、敷衍塞责而酿成医疗差错、事故或意外伤害的发生。提高医疗服务质量，对维护病人健康和生命安全具有重要意义。其基本内容包括：

(1)诊断治疗要审慎：临床诊断治疗和护理是医疗活动的重要环节，正确的诊断，合理的治疗，精心的护理，都离不开医务人员的周密思考和谨慎工作。假若医务人员缺乏审慎作风，工作马虎,就可能造成医疗差错或事故。

(2)选择医疗措施要审慎:医务人员的一针一线、一刀一剪等医疗行为都直接关系病人的生命安危及病人家庭的悲欢离合。因此,医务人员要以审慎的态度,经过周密思考,选择最佳的医疗手段与措施,并准确无误地操作,最大限度地提高疗效,以减少病人的痛苦及不必要的开支。

(3)医疗语言要审慎:医务人员的语言既要有科学性,又要有艺术性。医德审慎要求医务人员与病人交谈时,要用尊重病人人格的语言,用通俗、准确和安慰的语言给病人解释、鼓励或暗示,使病人增强战胜疾病的信心。反之,因语言不当,就有可能导致医源性疾病的发生或加重原有病情,这是医德所不允许的。

2. 保密　即保守秘密,使之不外泄。保密可以取得病人的信赖,有利于家庭和谐、社会安定,可防止由于恶性刺激而导致加重病情。保密是医务人员应具备的基本道德和业务素养之一。其基本内容包括:

(1)要保守病人的隐私:病人对医务人员寄予最大的信任,为了治愈自己的疾病,宁愿将自己躯体的、内心的、不向他人公开的隐私和秘密告诉医务人员,医务人员为了解病情也需要询问和了解病人的家庭史、个人史、婚姻史、个人爱好等。医务人员必须履行为病人保密的义务,不得以任何形式向外泄露或传播。

(2)要对某些病人的病情保密:医务人员目前尚不能治愈的疾病,为使病人在有限的生命中愉快地度过人生,应向其保守病情秘密,但医务人员必须对家属和单位领导如实讲明情况,绝不能隐瞒,避免造成不必要的医疗纠纷。

案例分析

一对农民夫妻抱着白喉病患儿来某医院就诊,患儿因呼吸困难,急诊医生决定马上进行气管切开手术,但患儿父母坚决不同意。此时患儿呼吸困难,面部发绀,生命垂危。急诊医生反复解释劝导,患儿父母拒绝手术签字,不同意将患儿气管切开。急诊医生看到患儿病情危急,毅然将患儿抱进手术室,患儿父母不顾一切追进手术室。在这危机时刻,急诊医生以特有的权威劝服了患儿父母,并顺利实施了手术。患儿得救后,患儿父母感激地给医生下跪致谢。

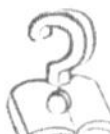

思考题

1. 什么是医德基本原则?社会主义医德基本原则的内容是什么?

2. 社会主义医德规范的基本内容包括哪些方面?

3. 什么是医德范畴?医务人员的基本权利和义务是什么?病人的基本权利和义务是什么?

第5章 医患关系概述

医疗工作是医院的基本任务，良好的医患关系可以促进医患之间的相互信赖与密切合作，这种信赖与合作既是医务人员诊治活动得以顺利进行的前提，也是患者得以及时诊治和早日康复的保障，同时又是减少和解决医疗纠纷的重要条件。

第一节 医患关系

一、医患关系的含义

在人类社会生活中，医患关系不同于一般的人际关系，它是在医疗实践中形成与建立起来的一种特殊的人际关系。在以往的医疗实践中，通常人们认为医患关系是反映“一医一患”的关系，但实际并非如此，“医”也不仅仅指医生，还包括护士、医技人员与管理人员；“患”也不仅仅指患病者本人，还包括与病人有直接与间接联系的亲属、监护人以及他所在的工作单位等群体，特别是在病人失去或没有行为控制能力（如儿童、昏迷病人等）时，病人的有关人群成为他利益的代表者。很明显，在这里的医患关系双方绝不仅仅是一医一患，而是人数众多，性别、年龄、职业各异的范围比较广泛的两个群体。因此，我们说医患关系实际上是一个以医生为主体的人群与以病人为中心的人群两个群体之间的关系，是一种特殊的社会人际关系。

二、医患关系的性质

1. *医患之间是一种具有医疗契约性的关系* 从医患之间的法律关系上讲，医患之间是一种具有医疗契约性的关系。医疗契约又称医疗合同，是指平等主体的病人与医疗机构之间设立、变更、终止民事权利与义务关系的协议。这种协议的达成包括要约与承诺双方，即病人到医疗机构挂号就医是求诊的要约，而医疗机构收取挂号费且支付挂号单是对病人的承诺，从而医患双方的医疗契约便确立起来。对病人做特殊检查、住院、手术等也要签订书面形式的协议或者合同，医患中一方或双方未按契约履行义务，都要承担违约的法律责任。不过，严格地说，契约关系仅是在医患关系上作为一种类比或隐喻，它与一般契约关系是不同的，比如这种契约没有一般契约的那些程序和条款等，因此，医患关系是具有契约性，但并不是说医患关系就是一种完全的契约关系。目前，有些国家已将医患之间的契约关系法制化了。

2. *医患之间是一种信托关系* 从医患之间的伦理关系上说，医患之间是一种信托关系。医患信托关系是指医务人员和医疗机构因受病人的信任和委托，保障病人在诊疗过程中的健康利益不受损害并有所促进的一种伦理关系。在这种关系中，由于病人医学知识和能力的缺乏，对医务人员和医疗机构抱着极大的信任，将自己的生命和健康交托给医务人员和医疗机构，甚至把自己的隐私告诉医务人员，促使医务人员努力维护病人的健康，完成病人的信托。同时，医务人员也信任病人，这更加激起病人对医务人员的尊敬情感，并成为医患信托关系的重要基础。因此，在医患信托关系中，病人的利益是首要的，这不同于商品关系和陌生人之间的关系，同时，这种关系是建立在具有独立人格的人自愿基础上的，是平等而非主从的关系。

三、医患关系的特点

1. 医患关系是医学人际关系　医患关系是在一定的医疗时间活动中产生与建立起来的，医患双方互相依存，共处于医疗活动这一统一体中。离开了医疗活动，医者弃医，病人不来就医，就不会发生医患关系。

2. 医患关系是目标一致的双向人际关系　医患双方在医疗活动中的交往是目标明确、一致的双边活动过程。病人求医，接受医务人员提供的服务，是为了治病；医务人员为患者提供服务，帮助病人治疗身心疾病，是为了“救人”。没有病人，医务人员就无法提供服务，无法创造和贡献；同样，没有医务人员，病人的需求也无法得到满足，因此，医患双方各自的利益都是在对方利益上得到体现和满足，他们相互促进，相互影响，在“治病救人”这一价值目标上统一起来。

3. 医患双方的地位与作用是有条件的、可变的　一般而言，医患关系中，医务人员处于主导地位，起着主要的决定作用，这主要是就医患双方在对医学知识与技术本身的认识与态度这一特定的前提条件而言的。从医学科学技术方面来说，医患双方的关系是“内行”与“外行”的关系。医务人员是内行、是专家，拥有医学科学的专业知识与技能，在医疗活动中自然处于指导的地位，起着主要决定作用；病人则是没有受过或很少受过医学专门知识和技能训练的外行，理所当然要求助于医务人员，处于次要的地位。在这个意义上，也只有在这个意义上我们医务人员所处地位，是矛盾的主要方面，起着主要作用。也正因为如此，我们应当加强对医务人员的职业道德教育，他们的思想与道德水平如何，对处理、调整医患关系起着主导作用。但是，在现实中医患之间交往发生矛盾的情况很是复杂，矛盾双方的地位与作用并非固定不变的。因此，我们决不能把医务人员在医学技术方面的主导地位与作用机械地照搬过来，把所有的医患矛盾简单地归结为是由医务人员造成的结论。对于医患矛盾必须具体问题具体分析，根据实际情况实事求是地进行分析，加以妥善解决，切不可盲目地片面地去指责医务人员或病人，否则不利于矛盾的解决。

4. 医患关系具有时代性　医患关系既具有历史继承性，又具有时代性的特点。不同的社会制度下医患关系各有自己的特点。社会主义社会建立了生产资料公有制，结束了人剥削人的历史，人与人之间的关系是同志式的平等互利的关系。医患双方都是社会的主人，他们没有利害冲突。医务人员为社会、为病人服务，社会与恢复健康的病人也为医务人员服务，即“人人为我，我为人人”。医患双方完全是相互依赖、平等、同志式的关系，这是以往时代所无法比拟的。

四、医患关系的发展趋势

随着现代科技的进步和社会主义市场经济的发展,人们的价值观念、道德观念和人际关系发生了巨大变化,反映在医疗实践活动中的医患关系也出现了新的趋势。

1. 医患关系的"物化"趋势　医学技术的发展与应用,使诊疗方式发生了巨大变化,自动化、信息化、遥控化的诊疗手段具有敏感度高、精确、迅速等特点,医生可以通过高技术设备获得病人的生理指标、生化指标等数据,为自己的诊疗提供依据,这就使医患关系间交往减少,加重了对高级设备的依赖,医生过分信赖仪器,导致思维"滞化",病人也产生了过分迷信高级仪器设备的心理,其结果使医患关系"物化"趋势加重。

2. 交往的"经济化"趋势　当前,我国医疗卫生事业已有了很大发展,但仍不能满足广大人民群众日益增长的医疗卫生保健要求。在供需矛盾的情况下,一些地区、一些医院允许点名手术、议价手术、优质优价,允许医务人员开展有偿业余服务等。在一些地区、一些医院事实上已存在医疗服务商品化的倾向,在医患交往上已产生"经济化"趋势,市场经济中的等价交换原则也渗透到医患关系中,甚至出现钱权交易等不正之风。

3. 要求的"多元化"趋势　在改革开放,发展社会主义市场经济的条件下,人们价值观念的多元化倾向也反映在医患关系上,医生要求病人主动配合诊治,医患关系应是"指导—合作型"与"共同参与型",尽量避免不合作型或冲突型。病人对医疗卫生保健的要求也有层次上、档次上的差别,呈现多元化倾向。有的病人追求优质服务,要求高档病房、温馨的病房甚至有非医学需要的服务;有的病人仅仅要求最基本的医疗卫生保健;有的病人连最基本的医疗卫生保健也难以实现。

4. 医患关系调节方式的"法制化"趋势　医患关系的调节方式主要依靠道德,然而,当医患关系的道德规范上升到法制化时,社会生活、医疗秩序就更完善了。特别是随着高新技术广泛应用于临床以及人们道德观念、价值观念的变化,不仅促进了法律观念的更新,而且为卫生立法提供了物质基础和思想基础。高技术的临床应用出现的一些问题,如利用高科技进行性别鉴定;人工授精、体外受精带来不少家庭道德、社会问题;器官移植中供体来源和卫生资源分配的公正问题;人类行为控制的伦理问题等,都直接涉及医患关系。仅靠道德调节是不够的,必须通过法制调节,已势在必行。

第二节　医患关系的基本内容、模式与规范

一、医患关系的基本内容

医患关系的基本内容可以归纳为技术关系和非技术关系,两者统一在医疗卫生保健的实践活动中。

1. 医患技术关系　在医疗卫生保健实践活动中,医务人员为诊治、护理病人的疾病而与病人所建立起来的技术行为关系称为医患技术关系。如医生询问病人疾病的病史,病人予以回答;病人拿着医生开的化验单去检验科验血,医技人员为病人抽血进行化验等,这些都是医患双方发生的相互行为联系,都与医学技术有关,所以都属于医患技术关系,它是联系医患关

系的桥梁和纽带,也是医患之间发生和维持非技术关系的前提和基础。因此,医务人员应十分重视医疗卫生保健技术的不断提高。

2. 医患非技术关系　医患非技术关系是指医务人员为患者实施医疗护理过程中,由于医患双方受到社会、心理、经济等方面的影响,所形成的道德关系、法律关系、利益关系、价值关系和文化关系等,这些关系交织在一起,呈现出综合性的特点。但医患非技术关系既离不开技术关系,同时又对技术关系发生影响。如果医患非技术关系良好,可为医患技术活动的开展和取得好的效果创造良好的条件;反之,将会使医患技术关系难以维持甚至中断。因此,在医患关系中,医学伦理学特别关注非技术关系的建立和改善,医务人员不能持单纯的技术观点。

二、医患关系的基本模式

所谓医患关系模式,即某种事物、关系的标准形式或可以效仿的标准样式,是客观的反映。医患关系在不同的历史条件下,由于生产方式、生活方式、思维方式以及文化科学知识、风俗习惯与医学科学发展水平的不同,医患交往和模式是不同的。

目前,国内外医学界广泛接受被引用的且适合于新医学模式医患关系的基本模式,就是美国学者萨斯和荷伦德于 1976 年在《医学道德问题》上发表的题为《医生—病人关系的基本模型》一文中提出的三种不同模式。它主要是依据医疗实践中医生和病人的主动性大小而确定的(表 5-1)。

表 5-1　萨斯/荷伦德医患关系模式

模　式	医生的地位	病人的地位	临床模式反映	生活原型
主动-被动型	为病人做什么	被动接受(无反应能力)	麻醉、急性创伤昏迷	父母与婴儿
指导-合作型	告诉病人做什么	合作(被动)	急性感染	父母与少年或青少年
共同参与型	帮助病人自疗	进入伙伴关系(提供内行的帮助)	大多数慢性病心理疗法	成年人之间

摘自:何伦．现代医学伦理学．杭州:浙江教育出版社,1991

1. 主动-被动型　是一种古老的传统模式,是在目前仍为广泛接受的一种模式。其特点是医患双方不是双向作用,而是医生对病人单向发生作用。在医疗过程中,医生的权威性得到充分的肯定,处于主动地位;昏迷、休克、严重精神病、严重智力低下及婴幼儿等某些难以表达主观意志的病人处于被动地位,其要点是"医生为病人做什么"。"主动—被动型"的医患关系犹如父母与婴儿的关系,有利于发挥医生的积极作用,但它完全排除了病人的主观能动性,容易影响诊治效果。

2. 指导-合作型　是最为广泛存在的一种医患关系。其特点是医患双方在医疗活动中都处于主动状态,医生处于指导地位,病人处于合作地位,可以为治疗效果提供信息,提出意见与要求,其要点是强调"医生告诉病人做什么"。这种关系犹如父母与青少年的关系,有利于充分调动医患双方的主动性与积极性,有利于提高诊治水平,无疑比主动-被动型前进了一步,是目前我国提倡发展的。

3. *共同参与型*　是一种完全双向的关系,“共同参与”是这一模式的显著特点。在医疗过程中病人不但要合作,而且要参与,医务人员与病人具有大体相同的主动性与同等的权利,共同参与诊疗的决定和实施,这种模式多适合于慢性病人,其要点是“帮助病人自疗”,这种关系犹如成年人之间的相互关系,它对于提高诊治水平和建立良好的医患关系具有重要现实意义。

以上三种模式在它们特定的情况和条件下都是正确有效的。在临床实践中采取何种模式取决于两个因素:一是病人的病情、年龄、文化程度;二是医务人员对医学模式的观点和心理状态。对于大多数病人来说,应当采用指导-合作型与共同参与型的医患关系模式来组织诊疗。在医疗实践中,医生要注重发挥病人的主观能动性,充分尊重病人的权利,但不能在诊疗上放弃自己的意见,听任病人自流。医生在听取病人的意见之后,应给病人适当的指导,以达到诊治上优质高效的目的。

三、医患关系的基本规范

在社会主义社会,医患关系道德是医患双方在医疗实践过程中应当共同遵守的道德原则与规范。这些原则与规范既约束医患双方的行为,又保护医患双方的利益,既要维护病人的健康利益,又要保证医务人员的职业自主权和合法权益。具体说来包括以下五个方面。

1. *尊重科学,相互协作*　首先,医患双方要尊重科学。对医务人员来说,就是要有科学的态度,刻苦钻研科学技术,不断提高自己的医技水平,严格按照科学的方法与手段去诊病、治病、防病。应当认识到精湛的医术是搞好医患关系的一个重要基础。对病人来说,也要以科学的态度,理解、相信医务人员在尊重医学科学技术条件下所做的各种处置,包括诊断、治疗与手术等。不能因个别病人的治疗、抢救失败或病人的死亡而不加分析地怪罪医院与医务人员。其次,医患双方要相互协作。医患双方不仅要尊重科学,而且要主动参与,密切配合与协作。医患之间的相互协作以及协作的好坏,是提高医疗质量的一个重要因素。作为医务人员,要欢迎病人参加到诊疗活动中来,善于发挥病人的主观能动作用;作为病人也不能把自己摆在“唯医是从”的被动地位,要积极配合治疗,主动参与治疗,经常向医务人员提出自己的感觉和体验,只有充分发挥医患双方的主动性和积极性,并能通力合作,才能取得较满意的医疗效果。

2. *互相尊重,相互理解*　首先,医患双方要互相尊重。医患双方都有自己的权益、人格与自尊心,作为医务人员,首先一点就是要尊重病人的平等的医疗权利,知情同意(当然,出于病情考虑善意的“欺骗”除外)、隐私保密的权利,提出有关医护意见和要求医院的解释医疗费用的权利等,决不允许以任何借口侵犯甚至剥夺病人的权利,侮辱病人的人格,损害病人的自尊心;另一方面作为病人也要尊重医务人员的职业权益,体谅他们的辛苦,尊重他们的劳动,切不可以任何理由侵犯医务人员的人格与自尊心。大量的事实证明,相互尊重是搞好医患关系的一个必要条件。其次,医患双方要相互理解。相互理解,是沟通医患之间感情,建立良好和谐医患关系的纽带和桥梁,如果医患双方都能将心比心,设身处地地理解、体谅与对待对方,那么,一个和谐文明的医患关系一定能建立起来。相反,如果医患双方感情隔阂、互不理解、互不干涉、互不交流,就不能建立起协调的医患关系。因此,要求医患双方进行“换位思考”,作为医务人员要理解病人求医的复杂的心理、需求与愿望,把自己摆在“假如我是一个病人”的位置上来思考和对待,时时、处处、事事为病人着想,以病人的利益为重;对病人来说,也应理解医务人员总是希望取得满意疗效,救人活命的心理。现代医学远未达到“包治百病”的地步,医生治病救人常常要承担很大的风险。特别在人们对医疗保健需求日益增长的今天,医务人员承载的责任显得更为重大。

3. 资源分配,服从公益　资源分配是指一切卫生活动所使用的社会资源的分配,包括卫生财力资源、人力资源、物力资源与信息资源等。公益,顾名思义是指公共利益,或称社会整体、集体利益。卫生资源的分配必须坚持服从公益的原则,这是我国社会主义制度所决定的,也是对医患双方的共同要求。在医疗活动中,医务人员根据不同的病情对症施治,包括检查、用药、手术等。凡是能够用普通药物与器械检查、治愈的,决不用高档稀有的药品与器械,这不仅有利于病人本人,也有利于他人与社会。目前,在一些医院中一些医务人员,滥开一些贵重、与疾病无关的药物,随意开列与疾病无关的检查,既加重了病人的负担,损害了病人的利益,也造成了资源的浪费,是与公益原则相悖的。此外,作为病人也要自觉地做到服从治疗、尊重医嘱,不要超越病情要求做那些并非必要的检查,吃一些与疾病治疗无关或关系不大的药物,这些对疾病无益甚至损害自己的健康。医患双方都要坚持以社会整体利益为出发点,才能很好地处理与解决医疗活动中出现的诸多的道德难题。如晚期癌症病人与严重心力衰竭、肾衰竭的不可逆病人,是否非要不惜一切代价来抢救?是否可以实施安乐死?解剖是否可以作为一种常规进行?人死后是否愿将遗体和器官捐献出来?严重畸形的新生儿是否可以在出生后就进行处理?严重精神病病人和遗传病病人的生育要求是否满足?等等。这些问题只有以社会公益为重,从有利于医学科学发展的角度出发,才能尽快加以解决,加速医学科学的发展,推动社会文明的进步。

4. 文明就医,礼貌待患　在医疗实践中,医务人员与病人的关系是首要的基本的人际关系。要建立文明和谐的医患关系。双方都要用社会主义的道德原则与规范约束自己的言行。医务人员要严格遵守医德的基本原则与规范,做到文明行医,礼貌待患;病人则要按照就医道德的基本规范去做,做到文明就医、礼貌待医。两者是不可分割的两个方面,缺一不可。

关于病人的就医道德规范应包括以下几点:严格遵守各项卫生法规和医院的各项规章制度;尊重医务人员的职业自主权,医务人员的权益与自尊心;尊重医务人员的辛勤劳动,理解医务人员忘我工作的献身精神;服从医疗,尊重医嘱;如实陈述病情,主动参与治疗;医患双方关系的改善与满意程度与水平,取决于医患双方的共同努力,片面地强调任何一方而忽视另一方都是错误的,在实践中也是有害的。

5. 法律法规,共同遵守　在医疗实践中,医患双方必须严格执行有关的法律法规,医患双方的行为必须合法,医疗法律与法规是以维护医患双方的合法权益为宗旨的,它要求医患双方必须以各项法律与法规为终极限度,自觉去学法、用法、守法。遇到纠纷以事实为根据,以法律为准绳,做到“有法必依,执法必严,违法必究”。

第三节　影响医患关系的因素及改善对策

一、影响医患关系的因素

影响医患关系的因素是多方面的,主要涉及三个方面,即社会方面的因素、管理方面的因素与自身的因素。

(一)社会方面的因素

1. *医疗保健的供需矛盾*　当前,我国医疗卫生尽管已经有了很大发展,但限于卫生资金的投入不足和分配的不合理,还远不能满足人们日益增长的医疗保健的需求。一些病人本来身心已有不适,遇到看病挂不上号,候诊时间长,有病查不出,住不上院等情况时,往往产生不满情绪,极易为一些小事发生纠纷,损害医患感情,影响医患关系。

2. *卫生法规不健全,社会控制不利*　卫生法规是为保障人民健康,发展卫生事业而制定的。尽管我国已经形成和制定了许多卫生法规,对制止一些损害人类健康的行为,保障人民健康起到了积极作用。但是,我国卫生立法工作还比较缓慢,卫生法规尚不健全,民众法制观念比较淡薄,违反卫生法规的行为尚不能得到有力的惩处,这也是影响医患关系的重要因素。

3. *社会不正之风的影响*　目前,我国还处在各种经济形式并存的社会主义初级阶段,市场经济虽有一定的发展但还不是很发达。作为市场经济关系在思想文化上的反映,不可避免地会诱发唯利是图、损人利己、享乐主义、拜金主义与极端个人主义等腐朽思想,甚至把人际关系变成赤裸裸的金钱关系。这也是影响医患关系,导致医患矛盾的一个重要因素。

(二)管理方面的因素

1. *管理制度上的缺陷*　主要体现在管理制度不健全,管理方法不科学,管理人员素质差,以致医疗差错事故、医源性疾病、药源性疾病时有发生,进而影响医患关系。

2. *管理思想上的偏差*　主要反映在一些管理者经营思想不端正,过多地着眼于经济效益,如提高医疗收费标准,或自行增加收费项目,或增加不必要的检查或超越病情滥开药物,开"大处方"等。

3. *管理混乱,服务质量低*　主要表现在医疗设备和生活设施不足、质量不高,且管理混乱,为病人提供的医疗、护理、生活服务缺乏严格要求与规范。

(三)医患自身的因素

1. *医者方面的因素*

(1)传统医学模式的影响:有的医生受传统生物医学模式的影响,忽视与病人进行心理、思想、情感的交流,忽视情感、思想、意识等精神因素对疾病的影响,医务人员往往很少考虑争取病人的合作,让病人参与到治疗的实践中来,总把病人置于完全被动的位置,这种医患关系也会诱发冲突。

(2)服务观念淡薄:少数医务人员过分强调自身的利益与权利,而忽视对病人应尽的义务,甚至完全不能摆正与病人服务与被服务的关系,存在着恩赐心理及某些市侩作风。在社会主义市场经济条件下,医患之间存在着不同程度的"经济化"趋势,个别医务人员暗示病人和家属送礼或酬谢,而完全忘记了为病人服务是医务人员的天职,从而导致医患关系紧张。

(3)医德境界低下:社会主义初级阶段的医德具有层次性。少数医务人员不注意自身的修养,对待病人冷若冰霜,语言生硬无理,使病人在遭受肉体痛苦的基础上又饱受精神创伤。还有个别的医务人员责任心不强,敷衍塞责,粗心大意,造成不应该的漏诊、误诊甚至造成医疗事故,延误诊治时间,加重病人的痛苦和负担,甚至造成病人死亡。有的医务人员为了获得高额医药"回扣"而不顾病人的病情滥开药物,增加病人不必要的经济负担。医务人员医德境界低下自然会引发病人及其家属的不满,从而引起医患冲突。

2. *病人方面的因素*

(1)病人对健康的期望值过高:一是由于目前科学技术水平的局限性,有些疾病难以治愈,有些病人就把自己不能治愈的原因归咎于医务人员的无能。二是反映在治疗效果的争议上,有时医务人员认为治疗效果很理想,但病人却不满意。由于病人缺乏医学知识,对于治疗后出现的某些难以避免的不良反应和损伤不理解,因而引发医患关系紧张,甚至对簿公堂。

(2)不信任就医心理:信任是人际关系交往的心理基础,医生与病人的交往更是如此。病人对医务人员的信任与否常与医务人员的年龄、性别、资历、医德修养、服务态度、技术水平、知名度以及病人文化素养的高低有关系。病人不信任医务人员,常常表现为怀疑医务人员处置的正确性,或怀疑某些医务人员的水平和能力以及各种不遵医嘱行为。因此,他们故意隐瞒真情、隐私,造成病史不完整,影响诊断、处置的正确性。不信任医务人员的行为容易使年轻的医务人员产生反感,因而产生医患冲突。

(3)病人缺乏就医道德:在就医过程中,有的病人道德水平较低,不遵守病人的就医道德,不尊重医务人员的人格与尊严,稍不如意就指责、刁难医务人员,轻则态度生硬,重则谩骂殴打医务人员。另有个别病人受"经济化"的影响,误认为有钱就能办到一切事情,不遵守医院的规章制度,就诊时点名要药,强令医务人员做违反规定的事情,干扰正常的医疗工作,严重影响医患关系。

(4)"病人角色"因素:疾病破坏了人的情绪,心理紧张、焦虑、愤怒、束手无策、绝望、厌恶等不良情绪困扰着病人。当病人的心理防御功能不能对抗这些情绪时,而使病人攻击性反应比健康人更强,导致医患冲突。

二、改善医患关系的对策

在医患关系中,医患纠纷是难以避免的,现今它已成为我国社会中的一个热点问题。为了防止医患纠纷和创建和谐医患关系,应采取以下对策。

1. *医患双方要进行密切的沟通与交流* 现今随着医学科技的发展,大量的医疗仪器设备介入到医务人员的医疗卫生保健活动中,使医患关系出现了物化趋势,因而医患之间的沟通与交流减少,情感淡漠,致使医患之间互不理解,容易发生纠纷。为此,医患之间要通过交流和沟通,是创建和谐医患关系的基础。在医患沟通与交流时,要注意克服彼此的心理障碍、文化差异,同时注意沟通的技巧,达到相互之间的了解、理解,争取做到发生矛盾时彼此宽容、谅解,这样就可以防范和减少医患纠纷或将医患纠纷消灭在萌芽状态。

2. *医患双方要正确认识和处理权利与义务的关系* 在医患关系中,医患双方既有法律、道德权利,又有法律、道德义务。其中,法律权利与法律义务是一致的,互为条件的。而道德权利和道德义务不一定一致,即履行道德义务时不一定以获得道德权利为前提。如对待急诊病人,就不能采取先交钱后抢救的制度,即使病人暂时无钱,医务人员也要先抢救病人生命。同时,患方的权利与医方的义务通常也是一致的,如患方有知情同意和选择的权利,那么医方就有尊重患方这种权力的义务。不仅如此,为了使患方真正达到知情同意和选择,医方还应提供足够的信息让其能够理解,做到患方能自由地同意和选择。总之,医患双方在履行权利时,还要履行各自的义务,双方履行义务的关键是做到"尊医爱患"。"尊医"要求患方尊重医务人员的人格尊严、权利与劳动价值,在任何情况下都不能侮辱医务人员,更不能谩骂和殴打医务人员。"爱患"要求医务人员不仅要治疗病人的疾病,而且要关爱病人;不仅要关爱病人,而且还要关爱作为病人的人,即树立以人为本的医疗宗旨。

3. 制定医患双方的道德规范，约束医患双方的行为　医德医风建设好坏的一个重要标志，是医患关系处理、协调的好坏及满意程度。多年来，尽管造成医患矛盾的原因复杂多样，但片面强调医务人员的职业道德教育，而忽视病人的就医道德的研究、教育、宣传，医患双方共同遵守的道德规范，也是其中一个重要的原因。因此，制定医患双方共同遵守的道德规范，约束医患双方的行为势在必行。它对于改善医患关系，促进医院的思想道德建设具有重要的意义。

4. 深化卫生工作改革，实行科学管理　卫生工作改革的根本目的，就是为了探索建立新的卫生管理体制，使医疗卫生事业更好地满足人民卫生保健服务的需要。要针对引起医患冲突的原因，采取综合措施加以解决。首先，医院要把强化医德医风的建设纳入医院管理的目标，最大限度地调动广大医务人员的积极性，更好地为病人治病，为人民的身心健康服务；其次要顺应改革的潮流，尽快改革不合理的体制，提高管理水平。再次，正确处理病人利益与医务人员利益、个人利益与社会利益、社会效益与经济效益、近期利益与长远利益的关系，坚持责、权、利相统一的原则，并要尽力减轻病人的经济负担，为病人提供优质服务，以创建更加和谐的医患关系。

案例分析

病人王某，男，76 岁，离休干部。因与家人争吵过度激愤而突然昏迷，迅速送至某医院急诊。经医生检查仅有不规则的微弱心跳，瞳孔对光反应、角膜反射均已迟钝或消失，血压 200/150mmHg，大小便失禁，面色通红，口角㖞斜，诊断为脑出血、脑卒中昏迷。经三天两夜抢救，病人仍昏迷不醒，且自主呼吸困难，各种反射几乎消失。

面对这样的病人，是否继续抢救？医护人员和家属有不同看法和意见：医生 A 说："只要病人有一口气就要尽职尽责，履行人道主义的义务。"医生 B 说："病情这么重，又是高龄，抢救仅是对家属的安慰。"医生 C 说："即使抢救过来，生活也不能自理，对家属和社会都是一个沉重的负担。"但是，病人长女说："老人苦了大半辈子，好不容易才有几年的好日子，若能抢救成功再过上几年好日子，做儿女的也是个安慰。"表示不惜一切代价地抢救，尽到孝心。儿子说："有希望抢救过来固然很好，如果确实没有希望，也不必不惜一切代价地抢救。"并对医护人员抢救工作是否尽职尽责提出一些疑义。

请根据所学内容对此案例进行医学分析。

思考题

1. 试述医患关系的含义、基本模式和基本规范。
2. 试述影响医患关系的因素和改善医患关系的对策。

第 6 章 医际关系概述

第一节 医际关系

一、医际关系的含义

医际关系实质是在医疗实践活动过程中医务人员之间的相互关系，医际关系属于人际关系，但又具有自己的特殊性。首先，医际关系是建立在医疗实践基础之上的，它必须服从于医患关系，医患关系是医疗实践的中心，为病人服务、结束病人的痛苦是医务人员的责任和使命，医院的各项规章制度、医务人员的工作都要为这一中心服务。即使医务人员之间有分歧、矛盾，不管是对科学认识、疾病的分析或个人关系和感情问题等，都要统一到为病人服务。在疾病和病人面前，医务人员就要结成一个整体，共同对抗疾病，每个人都要尽其所能。其次，医际关系的主体是受过医学专业教育和有道德修养的专业技术人员，一般来说，他们能较好地自觉遵守一定的道德规范要求。医学，由于它关系到人的生老病死、疾病与健康，因而对医务人员的道德要求就更高、更严格。一名医生对自身或对同行在医术和医德方面的要求往往首先看重的是医德，他们或以个人宣誓的形式，或以条文规定的形式提出道德要求。如胡弗兰德《医德十二箴》中写到“医生活着不是为了自己，而是为了别人，这是职业的性质所决定的”“不要追求名誉和个人利益，而要忘我的工作来救活别人，救死扶伤，治病救人，不应怀有别的个人目的”。

从历史上来讲，人们对医际关系的认识也有一个过程，它是随着医学科学和医疗实践的发展而发展的，最初的医学活动都是个体的，医患关系是单纯的一医一患关系，治愈病人的疾病完全依赖于某个医生，这时的医学也没有分科，这种情况使人们对医德的认识只停留在医患关系道德以及对医生行医实践的规定，很少涉及同道之间的道德关系。

近代医学和医院的发展，把诸多医务人员集合在医院这个特殊的场所中，医疗实践再也不是个人的行为而表现为集体劳动，医疗行为需要诸多科室、诸多人员的共同参与，在这种情况下，医务人员之间的道德关系要求显得尤为重要。如果他们之间的关系没有处理好，不仅影响到他们自己，而且直接影响病人的利益。

可以预见，随着医学科学和医疗卫生事业的日益社会化，医际关系的含义将会更为宽泛，不仅仅局限于医院内部的医务人员，而且社会其他部门如卫生防疫部门、食品监督部门、城市建设部门、环境保护部门等都要携手共同为人类的健康服务，从这个意义上来说，他们也是人类健康的保护神。

二、研究医际关系的意义

正确处理医务人员之间的关系，使其相互之间处于一种和谐状态，它是当代医学发展的客观需要，有利于医院整体效应而提高各项工作的效益，也有利于建立良好的医患关系和医务人员的成才，具体表现在以下四个方面。

1. *正确处理医务人员之间的关系，是当代医学发展的客观需要*　当代医学发展呈现出两个明显趋势：纵向分化和横向综合。分化的结果，导致基础医学向微观纵深发展，把生命的物质结构、病理结构推进到前所未有的分子水平、基因水平，致使临床医学分科越来越细，如原来的外科已划分出普通外科、胸外科、脑外科、骨科、心外科、泌尿外科、烧伤外科、手外科、肿瘤外科、移植外科等，其他科也是如此。综合的趋势促使医学与其他自然科学、社会科学相互渗透，在此形势下，一个人的时间和精力是有限的，不可能精通各个专业，而且医学的分化促进了临床专业化的发展，对医务人员专业水平的提高和对疾病认识的深化也有益。但专业化导致医务人员的知识面过窄，造成对患者“碎片”式的诊疗，甚至一个外科医生诊治不了“本专业”以外的外科疾病，因而有些患者抱怨医生把他们当做一架拆成很多部件的机器，而不是当成完整的人对待。于是，在20世纪系统论、控制论和信息论的影响下，1977年美国纽约罗彻斯特大学医学院恩格尔教授提出了生物-心理-社会医学模式，促使医学走向综合化，并从疾病以疾病为中心转向以病人为中心。为了适应综合化趋向，一方面医务人员要尽力“以博促专”，在努力扩大自己知识背景下发展专业知识，同时加强学术间的交流；另一方面不同专业的医务人员之间必须加强协作和互相配合，攻克医学上的难题，复杂手术、危重病人的救治需要这样，而普通性疾病的诊治也需要如此。否则，会影响正常诊疗活动的进行和医疗质量的提高，这种协作和配合除依靠医疗卫生保健机构的规章制度外，主要还是依靠医务人员的自觉和建立在共同医学道德基础上的良好医疗人际关系。

2. *正确处理医务人员之间的关系，有利于发挥医疗卫生保健单位的整体效应*　医疗卫生保健单位是一个有机整体，在这个整体中如果医务人员相互关系和谐，每个人都会心情舒畅，工作兴趣受到鼓舞，积极性、主动性和创造性得以充分发挥，工作效率大大提高。单位不用花资金，也不用增加编制，就可以产生整体的正效应。反之，如果医务人员之间矛盾丛生，相互之间难以配合协调，这样不仅内耗增加，而且每个人的积极性因受到压抑调动不起来，其个人的潜力也只能发挥一部分，整体负效应随之产生。因此，要发挥医疗卫生保健单位的整体正效应，从而提高其各项工作效益，正确处理医务人员之间的关系是至关重要的。

3. *正确处理医务人员之间的关系，有利于医务人员的成才*　医学人才的成长依赖于社会的宏观条件和单位的微观条件以及个人的主观条件，在社会的宏观条件和单位的微观条件中，人际关系是很重要的，尤其是单位内的医务人员之间的关系是医学人才成长的重要环境。良好的人际关系是自己在同行中保持主动和获得信任、支持和帮助的前提，它有助于事业的进取、心理健康和才能的发挥，由此带来的积极作用成为医学人才健康成长的良好土壤。由此，在一个整体中，每一个人都应经常反省自己的人际关系，组织上也要加强协调并促进人才流动，使医务人员能够健康成长。

4. *正确处理医务人员之间的关系，有利于建立和谐的医患关系*　在医疗卫生保健实践过程中，医务人员之间的相互联系和交往是以病人为中心进行的，医务人员之间的互相支持和密切合作,有利于病人疾病的诊治和康复,从某种意义上说,医务人员之间的关系是医患关系的外在表现,而良好的医务人员之间的关系有助于医患关系的建立,不良的医务人员之间的关系是引起医患矛盾和纠纷的根源之一。

三、医际关系的模式

医际关系是一个含义广泛、内容丰富的系统,其中主要有医生与医生之间的关系、医生与护士之间的关系、医生与医技人员之间的关系、医生与行政管理人员和后勤人员之间的关系以及临床实习中师生之间的关系等。为了便于把握和处理各种医际关系,我们根据各类关系的主体在其中所处的地位和所起的作用不同,把医际关系划分为四种模式:主从型、指导型、互补型、竞争型。

在理解这四种模式时注意以下四个方面。第一,划分的依据:①根据医际关系的主体个人的知识、经验和技能的情况,对某一疾病谁最有权威,谁的认识最准确;②病人疾病的现实和发展状况;③医疗实践中的具体情况。第二,这种划分是相对的,医际模式中的主体地位是可以改变的,不能把它僵化地理解,到处搬用。第三,每种模式无所谓优劣,只是针对不同具体情况而划分的。第四,划分的目的是为了便于协调和处理好医际关系。医际关系的主体固然有这样那样的区别(知识、技能、经验、职务、地位等),但他们的人格是平等的,并且共同服从于医患关系,全心全意为病人服务是医务人员共同的宗旨。

(一)主从型

这种模式中,医际关系主体一方处于主体地位,另一方或另几方处于从属地位,如医护关系中医生处于主导地位,护士处于从属地位;手术中主刀医生处于主导地位,其他人员处于从属地位。

(二)指导型

这种模式中,医际关系的主体一方从理论、技术上起指导作用,另一方能积极配合或单独主动完成某种医疗行为,并且能达到医疗目的,如临床实习中师生关系。

(三)互补型

这种模式中,医际关系的各方主体都处于相对平等的地位,从医疗技术和具体操作上互相参照和补充,共同诊断、治疗某种疾病,达到治病救人的目的,如医生查房时对病情的分析认识等,临床实践中医际关系多属这种类型。

(四)竞争型

这是在互助基础上更为进步的医际模式。医际关系的主体各方相互竞争,从医疗技术和医学道德各方面提高质量,服务病人,共同推进医学科学和医疗卫生事业的发展。

第二节 医际关系的基本道德原则和要求

一、处理医际关系的基本道德原则

从根本上来说,社会主义医学伦理学的基本道德原则,即"防病治病,救死扶伤,实行社会主义人道主义,全心全意为病人的健康服务",也是处理医际关系的根本指导原则。具体来说，正确处理医际关系应遵循的基本道德原则如下。

1. *病人第一的原则*　社会主义医疗卫生事业的根本宗旨是全心全意为病人的健康服务。医院的各项工作，医务人员之间的各种关系都要服务于这一中心任务。凡是有违于这一宗旨的行为都是不道德的。病人第一的原则表现在很多方面，如尊重病人的人格、尊严、就医治疗权利、生命的价值，保守病人的秘密，照顾病人的心理、生活等各个方面。

2. *团结协作的原则*　为了实现病人第一的原则就要求医务人员彼此之间团结协作，互相支持。现代的医疗诊治工作绝非一两个人所能完成的。诊断、治疗、护理等一系列的工作，没有众人的协作是不能完成的。为此，每个人都应从自己的工作岗位出发，为对方创造最好的条件。如护士执行医嘱，化验人员按照化验单进行化验，辅助科室为临床医生提供各种检查结果，表面上是为临床医生服务，但实际上，大家的政治地位是平等的，只是基于不同的社会分工而从事着不同的社会工作，但工作性质没有高低贵贱之分，不管是医生之间、医护之间、医技之间等都应团结协作。

3. *互敬互学的原则*　孙思邈说"夫存医之法，不得多语调笑，谈谑喧哗，道说是非，议论人物，炫耀声名，訾毁诸医，自矜己德；偶然治愈一病，则昂头戴面，而有自许之貌，天下无双。此医人之膏肓也"。"医家五戒十要"中说，"凡乡井同道之士，不可生轻侮傲慢之心，切要谦和谨慎，年尊者恭敬之，有学者师事之，骄傲者逊让之，不及者荐拔之，如此自无谤怨，信和为贵也"。这些医学大家的论述都说明医务人员之间在人格上要互相尊重，在专业上互相学习。在医疗实践中，由于种种原因，彼此对一些问题总会存在一些不同的认识和理解。在这种情况下，每个人都应尊重对方，虚心倾听对方意见，互敬互学，从病人利益出发这一点上取得一致意见。有的人遇到这种情况，动辄指责、训斥别人，从不检查自己，对别人的不足看得多，长处看得少，这不利于同道之间的关系。我们提倡谦和精神但应以病人利益为前提，有的人明知事情可能对病人不利，但却抱着少说为佳、不负责任的态度，这样很可能损害病人的利益，这是我们要反对的。

二、处理医际关系的道德要求

根据不同的标准可以把医际关系划分为许多种，仅从医际关系的主体来说，医际关系就可以进一步划分为医生与医生之间的关系、医生与护士之间的关系、医生与医技人员之间的关系、医生与行政管理人员和后勤人员之间的关系以及临床实习中师生之间的关系等。处理每种医际关系都应遵循一定的道德要求。

（一）处理医生与医生之间关系的道德要求

医际之间的关系最重要的是医生与医生之间的关系，它带有影响全局的性质。医生之间的关系包括青老医生之间、同级医生之间、上下级医生之间的关系等。医生之间的关系中比较突出的问题表现在同级医生之间特别是中年同级之间，一方面因为中年医生是目前医疗力量的主力，另一方面他们处于同一层次。因此，在同级医生之间提倡互敬互谅、互帮互学的高尚医德。具体说来，处理医生与医生之间的关系应遵循以下的道德要求。

1. *在人格上互相尊重，互相爱护*　这是医生之间友好相处的基础和前提。老医生和上级医生应该爱护年轻医生和下级医生；年轻医生和下级医生应该尊重老医生和上级医生，同级医生要互敬互谅，一切相互嫉妒、诋毁荣誉的做法都是不道德的。

2. *在工作上要互相帮助,互相支持* 遇到困难和问题要互相研究,协商解决,不能互相扯皮,推卸责任,更不能因个人恩怨而置病人利益于不顾。特别当有些病人挑选医生时,更要维护集体荣誉。工作问题当面解决,不要背后议论是非,说长道短。

3. *在技术上取人之长,补己之短* 一方面要虚心学习他人的先进技术;另一方面又不自我封锁,垄断技术。任何人都不是全才,同样,任何人都可能在某些方面有自己的特长,科学技术是在不断的交流中提高的。瞧不起别人最终会被别人瞧不起,对别人封锁了技术最终是封锁了自己。

4. *在科学技术面前人人平等* 允许在医学科学和医疗实践中有不同意见的存在,这也正是科学发展的契机。任何人解决医疗实践问题都应以科学的理论和事实为准绳,不应以权威自居,更不能因下级医生提出与自己不同的学术观点而故意进行刁难和打击报复。应本着实事求是的态度来解决问题。对不同的认识、意见和分歧,只有等待医学实践来检验,应尊重科学、尊重事实。但对医疗实践中的不同认识和分歧,要以保证病人的健康利益和就诊权益不受损害为前提,不能因认识分歧而置病人于不顾,甚至放弃治疗。

(二)处理医生与护士之间关系的道德要求

在医际关系中,医护关系也占有很重要的地位。一方面护理人员在医务人员中所占比例很大,另一方面医护关系的好坏对整个医疗工作的影响极大。医护人员是医疗实践的两支生力军,在病人疾病的诊断、治疗和恢复过程中,护理人员的功绩是不可忽视的。我国早有“三分治疗,七分护理”的医训。因此,医护关系处理得好坏直接关系到医疗质量的高低和病人的利益,这就要求医护之间要遵循一定的道德要求。

1. *医护之间要彼此尊重,尊重对方的人格和技术特长* 在这方面主要是医生要尊重护士,体谅他们的辛苦,重视他们对疾病的诊断和治疗的意见。有些护理人员的临床护理经验很丰富,对某种疾病有着丰富的感性认识,因此他们的意见对确诊和治疗有着很大的参考价值,这是医生所不能轻视的,并且护士直接接触病人的时间比医生要多,他们对病人的生理疾病和心理问题以及性格秉性都有着比较全面的了解,在调动病人的积极性和主动性方面,护理人员有着独特的优势。

2. *护士要尊重医生,主动协助医生及时提供病情* 护士还要认真执行医嘱。医嘱是医生对病情诊断和治疗方案的说明,代表了一定的权威性,护士认真执行医嘱就能从根本上维护病人的利益。对护士执行医嘱的基本要求是:认真执行医嘱、仔细核对医嘱、不消极等待医嘱、准确地执行口头医嘱。

3. *医护双方要互相维护声誉,对病人负责* 在临床工作中,医护双方在病人、家属面前都要避免有损对方的言行,尽力维护对方声誉。否则容易引起病人及家属对一方甚至双方的不信任,从而不利于医护活动的开展。但如果医护发现对方工作有错误,应本着认真、负责的态度进行纠正,甚至是提出批评,这样做可以最大限度地避免医疗差错的发生,而医疗差错发生概率越低,对双方工作的肯定性就越高,这有利于和谐医患关系、医际关系的建立。

(三)处理临床医务人员与医技人员之间关系的道德要求

处理临床医务人员与医技人员的关系时,要求双方要互相尊重、互相理解。临床医生对病人做出的诊断具有一定的权威性,医技人员应当尊重他们的诊断意见,在没有重大不同意见的情况下,应按医生的要求对病人进行各种检查,并仔细认真地写出检查报告,以便作为医生确诊、治疗的依据。医生也要尊重医技人员的劳动。当医生与医技人员认识不一致时,要主动商権,做出尽可能科学的结论,不能因认识不同而损害病人的利益。遇到重大疑难病症,应进行多方面的会诊。

(四)处理临床实习中师生之间关系的道德要求

临床实习中的师生关系也是医际关系中的一个构成部分。师生关系处理得好坏不仅影响病人的利益,也可能会影响到学生的毕业成绩,因此,处理临床实习中的师生关系应做到:

1. 尊师重道,团结协作　师生双方互相尊重对方,由于师生教育的先后和医疗技术实践的时间长短不同,老师的临床经验和理论基础一般来说较之学生要丰富扎实,因而学生要虚心向老师学习,接受老师的指导和帮助。学生一般接触的新知识较多,对于他们的意见,老师也要予以充分的考虑。

2. 作风严谨,一丝不苟　医学和医疗实践都是非常严肃和严谨的工作,来不得半点粗心大意。为此,临床实习老师要以身作则,言传身教,以自己的模范行为带动学生,认真对待每一位病人,尽量避免医疗事故的发生。学生也要向老师学习,树立一丝不苟的工作作风,把自己培养成作风严谨的医务工作者。

案例分析

早晨,小张怀着愉悦的心情奔赴病房。可刚到科室,她就感觉到一种异样的气氛。平时"热闹"的交班室,现在静悄悄的。小张悄悄询问了一下自己的好友,才知道自己休息的两天内,科室出现了大问题。

原来左肺切除的 3 床病人因病情恶化,抢救无效死亡,病人家属不能接受这个治疗结果,就找医院相关部门"协商解决"此事。处理期间,主刀医生怕家属找他麻烦,就私下里偷偷告诉病人家属说,病人做手术时的麻醉师、术后监护护士均为无证上岗人员,没有行医资格,属违法行为。结果,病人家属以医院不负责任、派不具有行医资格的医护人员治疗护理病人才导致病人死亡为由,将医院告上法庭,要求追究相关医护人员的法律责任。不幸的是,小张护士刚巧护理过 3 床病人,她虽刚考过护士执业资格证书,但证书尚未发下来,属家属上告人员之一。

请根据所学内容对此案例进行医学分析。

思考题

1. 试述医际关系的含义和模式。
2. 试述处理医际关系的基本道德原则和要求。

第 7 章

临床诊疗工作中的医学道德

临床诊疗工作担负着诊治疾病,增进健康,延长寿命的任务,它作为医学的重要分支学科,直接体现着医学的价值和功能,在医学领域中处于十分重要的地位。医务人员能否最大限度地实现医学的神圣使命,除取决于他们的业务水平外,还与他们的道德修养有直接关系。临床诊疗工作中的道德问题既广泛,又复杂,具有很强的实践性。阐述临床医学的道德原则及内涵,加强临床医学中的道德建设是医学伦理学研究和实践的重要内容。

第一节　临床诊疗工作中的基本道德含义和原则

一、临床诊疗工作中的基本道德含义

临床诊疗工作中的道德是在临床实践中产生并经过系统总结、概括出来的医务人员应当遵循的道德原则与规范的总和,是医务人员在临床诊疗实践中处理好人与人之间关系、个人与社会之间关系的行为准则与规范的总和。这些原则和规范既体现了一般医学道德的原则,又鲜明地反映出临床工作的特点。

临床诊疗工作包括诊断和治疗两个相互联系的过程。一是疾病的诊断:医务人员依据病人提供的病史及自觉症状,进行系统的体格检查,并将病史资料及检查结果进行归纳、分析,做出诊断;二是在诊断基础上的治疗:根据诊断结果,制定治疗方案并组织实施。现代化的医学科学技术广泛地应用到临床诊断和治疗中来,克服了经验医学对人体认识的局限性,快速准确地提供了人体内部的信息,但绝大多数外加的诊疗措施都利弊共存,除了正作用外,还会给人体内环境带来不同程度的干扰,出现医源性疾病,使治疗疾病与保护病人相背离。因此,从事临床工作的医务人员在临床医学活动中应严格遵守临床诊疗工作的道德规范,合理地选择治疗手段,尽可能避免诊疗手段应用不当而给病人及社会带来的不良影响,不断提高医疗质量是十分重要的。

二、临床诊疗工作中的基本道德原则

(一)病人第一原则

病人第一、一心救治是临床诊疗工作中最基本的原则。一切为了病人是临床诊疗工作的出发点和归宿,是激发临床医务人员救死扶伤、全心全意为病人服务的动力,也是衡量医务人员道德水平的一个重要标准,要贯彻这一原则,必须做到以下几点。

1. *要尽最大努力尊重和实现病人的医疗权利*　运用所掌握的全部医学知识和技能最大限度地为病人服务是医务人员崇高、神圣的责任，医疗职业的特点决定了医务人员无论在什么情况下，都不得以任何借口拒绝病人合理的求医要求，医生所做的一切必须以病人的利益和健康为前提，积极创造条件，为病人解除痛苦。

2. *要全心全意、一心救治*　病人是忍受着疾病的折磨和怀着迫切希望痊愈的心情来医院诊治的，痛病人之所痛，想病人之所想，急病人之所急，最大限度满足病人的需求是医务人员的责任和义务。因此，医务人员要理解、体谅病人的疾苦，严谨审慎，一丝不苟，不怕苦，不怕累，敢于承担风险。对危重病人要全力以赴，一心救治。

3. *要平等待患，一视同仁*　在临床诊疗中，不得因病人性别、年龄、社会地位、财富多少、权势大小、衣着外貌、亲疏关系等不同而厚此薄彼，亲疏不一，更不能向病人索贿受贿或提出不合理要求，要从病人的利益出发热情体贴，认真负责。

（二）最优化原则

最优化原则，也称最佳方案原则，即在制定选择诊疗方案中以最小的代价获得最佳效果的决策。这一原则是医生在临床诊疗工作中做出各种决策的最基本原则，是临床诊疗道德和业务技术水平及临床思维能力的综合体现，只有坚持最优化原则才能把社会主义人道主义与功利主义相结合，达到诊疗手段与诊疗目的的统一，使治疗疾病与保护病人相统一。最优化原则的内容主要包括：

1. *疗效最佳*　要根据病人病情需要，充分利用当时当地最好的医疗条件，选择最好的诊疗方案，使诊疗效果在当时科学发展水平下或当时、当地条件限制下达到最好。

2. *安全无害*　医疗技术的二重性难免给病人造成一定的损伤或产生一定的不良反应。在选择治疗方案时要使“有利”建立在无伤的基础上，要在保证治疗效果的前提下，选择最安全、最小伤害的方案，对必须使用但又有一定伤害或危险的治疗方案要反复权衡利弊，尽力使伤害减小到最低程度。

3. *痛苦最小*　在保证治疗效果的前提下，精心选择给病人带来痛苦最小的治疗手段，包括疼痛、血液损耗、精力消耗等。

4. *耗费最少*　在选择治疗方案时，无论是对公费还是自费的病人，在保证疗效的前提下，应当考虑卫生资源的消耗和社会、单位、病人家庭的经济承受能力，尽量避免卫生资源的浪费，减轻病人的经济负担。

（三）协同一致原则

协同一致的原则，是指在对患者的诊疗过程中医生之间、医护之间、科室之间的团结一致与密切协作。现代医学的发展，使临床各专业的分工更加精细，分支学科越来越多，加之各科先进医疗仪器设备的广泛应用，其专业化程度越来越高，一个病人的求医往往涉及多位医生，因此，医务人员要树立整体观念，顾全大局，不得因医务人员或科室之间的矛盾而互相推诿，互相拆台，造成不良后果。医务人员通力协作，密切配合是正确诊断和治疗的保障。

（四）生命质量原则

生命质量是一综合标准，不仅指生命现象的存在或有较好的生理功能形态即具有人的生物学特征，还指能过愉快、健康、有意义生活的人的生命，即社会学特征。医务人员在尊重人的生命的同时还要重视生命质量。人的生命与世界上其他万物相比较是至高无上的，生的权利是人的基本权利，医生必须尊重人的生命，维护人的权利；另一方面要重视人的生命质量，既治病又救人。在选择各种诊疗方案时,要慎重考虑病人长远的生活质量,如果通过一次手术使病人从此告别有意义的生活,是绝对不可取的。同时,对那些生命质量极低,如植物状态、严重缺陷新生儿,医生应向家属讲清病情,征得家属同意后就无需花费巨额资金去维持了。

(五)身心统一原则

医学模式的转变更新了临床医学伦理学观念,生物-心理-社会医学模式要求把病人看做生物学意义和社会学意义的统一体,医务人员不只是治疗疾病,还要尽可能使病人有健全的身体素质和精神面貌,有良好的社会活动能力,做到治身又治心,这就要求医务人员要具备心理学、社会学等多方面的知识结构,学会精神分析和心理治疗,以深厚的同情心,帮助病人医治心灵的创伤,以高尚的道德情操,感染病人、安慰病人,增强病人战胜疾病的信心,杜绝医源性疾病的发生。

第二节　临床诊疗工作中的医学道德要求

一、询问病史的医学道德要求

询问病史是医生通过与病人及其家属交谈,了解疾病的发生、发展情况与治疗经过,病人既往健康状况等,经过分析、综合、全面思考而提出临床判断的一种诊法,基本方式是医生询问,病人回答,医生应遵循以下道德要求。

(一)亲切和蔼

病人患病后情绪和性格往往发生某些变化,有的表现为少语懒言,有的则滔滔不绝,大多数病人由于缺乏医学知识,陈述病情不够系统和确切,医生不能急躁,要耐心、和蔼地启发病人思考和回忆,以得到满意的结果,为临床诊断取得有价值的病史资料。要求医务人员对来诊病人要热情接待,关心、同情病人,使病人感到如见亲人,愿把知心话向你倾吐,取得病人的信任与合作。

(二)尊重病人

医务人员要尊重病人的人格与医疗保健权利。对病人要文明礼貌,不得使用有损病人尊严的不文明用语,更不能盛气凌人,语言苛刻,动辄训斥挖苦、嘲讽病人。

(三)实事求是

问诊来不得半点虚假,要以客观病情为依据,询问病史时要避免主观,提问时不许套问,不得凭主观想象提示诱导病人,以免造成病历记录失真,导致误诊。也不能凭一知半解,在没有认真检查的情况下妄加断语;更不能吹嘘、炫耀自己,草率地下结论,取宠病人。

(四)专心问诊,仔细倾听

询问病史是临床诊疗工作的重要步骤,有相当一部分疾病的诊断仅通过问诊即可基本确定。如上呼吸道感染、心绞痛等。相反,忽视问诊使病史采集粗疏,势必造成漏诊或误诊。因此,医务工作者询问病史要全神贯注,仔细倾听病人主诉,随时分析、综合、归纳病人所陈述的各种症状间的关系,分清主次,去伪存真,得到对诊断有价值的资料,不得边问诊、边聊天,表现得漫不经心,不负责任。

(五)讲究艺术,该问必问

询问病史要全面系统,不得为了急于了解病情进行逼问,使病人产生疑虑,随声附和或躲闪回避,特别是对妇科病人,要理解、体谅病人心理,关心其疾苦,耐心启发病人,取得病人信任,使病人说出真情,对性病等特殊病人,要注意方法,避免刺激病人,引起意外。问诊时要使用通俗易懂的语言,不应使用有特定含义的学术用语。医生不要先入为主,而漏掉该问的内容。

(六)作风正派,心不思邪

医生询问病史时作风要正派,不能存有任何杂念,在病人面前要举止端庄,尤其在异性病人面前更要检点自己的言行,作风正派。在问诊中涉及病人的“隐私”,要严守秘密。

二、体格检查中的道德要求

体格检查是医生运用自己的感觉或借助于简单的检查工具来了解病人身体状况的检查方法,多数疾病可以通过体格检查再结合病情做出临床诊断。体格检查应遵守以下道德要求:

(一)认真审慎,全面负责

对病人进行体格检查是为了获得阳性体征,证实或否定假设性诊断,因此在体检中要贯彻全面系统、认真负责的道德准则。医生要熟练运用视、触、叩、听、嗅五种检查方法,系统而有重点地进行检查;操作要正规、认真,使检查结果精确、可靠,不可凭主观想象,马虎、草率,应杜绝遗漏阳性体征。对可疑病变,要继续利用适当物理诊断方法进行检查,以便明确诊断。

(二)细致轻柔,体贴病人

在体检中应体贴病人的痛苦,动作轻柔,不给病人增添痛苦。要依次暴露被检查部位,检查室要安全、遮掩、室温适宜;如病情严重,不宜做详细检查时,要先进行抢救,待病情好转后再作补充;对于不配合体检的病人,医务人员要给予理解和耐心的解释,打消他们的顾虑,使其配合检查。儿科病人常常对医生怀有畏惧心理,医生要耐心说服、诱导,态度和蔼、热情关心,使患儿配合体检。

(三)态度严肃,举止端庄

在体检时医生要尊重病人,态度严肃认真,举止端庄,不得多语嬉戏。特别是对女病人进行体检时,更要有高尚的医德修养,男医生检查女病人时,要有第三者在场陪同,尤其是在做内诊检查要有病人家属或女护士、女医生在场陪同,检查时不要暴露与体检无关的部位。对外生殖器发育异常的病人,尤其是两性畸形等罕见病例,不宜多人同时检查,更不准耻笑病人;为未婚妇女做检查时,应尽量以肛诊代替阴道检查,如因病情需要做阴道检查时,也要征得病人及家属同意,并尽量做一指阴道检查。

三、辅助检查中的医学道德要求

辅助检查是指为了疾病诊断的需要,借助于现代特殊的仪器、设备和技术,对人体组织、器官的理化特征、形态结构与功能状态做出判断,使医生得以从客观上去认识和分析疾病的实质,从而达到有效诊断和治疗目的的方法。辅助检查的临床应用,延伸了医生的感官,扩大了医生的视野,使医生能更加快速准确地获得人体内部信息,改变以往临床资料和诊断的模糊性、表面性,克服医生直观认识的局限和不足,为提高确诊率和治愈率提供了客观依据。因此,辅助检查在临床诊疗中具有重要地位,但同时也应看到局限性,如医生过分依赖辅助检查手段而弱化主观能动性和临床思维能力，就会造成医患关系的“物化”趋势，导致医源性疾病的增加等。因此，辅助检查必须遵循以下道德要求。

（一）要科学合理地使用辅助检查

医生要根据病人症状、体征提供的线索，有计划、有目的地选择检查项目，避免盲目的“大撒网”式的检查，更要禁止片面追求经济效益或其他个人目的而让病人做不需要做的检查，增加病人的经济负担和痛苦。选择辅助检查的基本程序是：简单的检查先于复杂的检查；安全性强的先于不良反应大的检查；便宜的检查先于昂贵的检查。对于过于昂贵、痛苦较大、有危险的检查，要持慎重态度。避免某些辅助检查的盲目、不合理的使用，既体现了辅助检查的科学性、严肃性，也体现了医务人员对病人高度负责的精神。

（二）要严肃认真、一丝不苟地进行辅助检查

辅助检查是诊断疾病的重要手段，其检查结果准确与否决定诊断是否正确。在临床诊疗工作中，由于辅助检查不认真，造成结果不准确，殃及病人的事件屡见不鲜。这就要求从事辅助检查的医务人员极端负责，不准违反操作常规，切不可粗心、疏忽。现代化检查仪器精密度高，操作规程严格，对辅助检查医生的素质要求也高，无论从事哪一种辅助检查的医生都应严肃认真，一丝不苟，以严格的科学态度对待每一项检查，避免随意性，克服“大概”“差不多”的马虎作风，更不得弄虚作假，欺骗病人。

（三）要全面客观地估计辅助检查结果在诊断中的意义

辅助检查只是临床诊断的辅助手段，不得过分依赖检查结果，仅凭辅助检查结果就直接做出诊断，难免会导致误诊。其参考价值的大小要依据检查结果的灵敏度、特效度以及病人病史、临床表现及体检结果等进行综合分析，那种单纯强调辅助检查，忽略医生主观能动性，让“机器”代替思维的倾向，应当引起高度重视。

四、手术治疗中的医学道德要求

（一）手术治疗的主要特点

1. *手术特殊的技术性* 手术是临床医生治疗疾病的重要手段之一，手术技术性强，且要求高，要求医务人员要有扎实的医学基础知识和熟练的操作技能，准确地完成手术的全过程。手术科室容易出现差错事故，且后果严重。

2. *手术不可避免的损伤性* 凡手术都是以一定的创伤为前提的，无论手术设计得多么巧妙，也难避免对病人身体和心理上造成一定程度的伤害，造成器官缺损、功能受损、形态变异等。

3. *手术治疗的协作性* 外科手术时，医务人员的配合更直接、要求更高。任何一台手术的成功，都需要术者、助手、麻醉师和护士的密切配合，有时一台手术甚至需要全院各科室的通力协作、协调，合作是手术成功的重要保证。

（二）选择手术治疗的伦理条件

宋国宾在他所著的《医业伦理学》中曾提出选择手术的三个必要条件，即非必要时不施手术；无希望时不施手术；病人不承诺时不施手术。这三条原则至今仍适用。我国临床选择手术疗法，一般要遵循以下原则。

1. *掌握手术适应证* 手术治疗是临床治疗的重要方法，但绝不是唯一的方法，片面强调手术,认为外科就是手术,手术决定一切的想法是错误的。外科医生必须严格掌握外科疾病手术适应证,只有在详细分析病人病情的基础上,经过比较,在当时条件下手术是最理想、最现实、最有希望的治疗方法,方能决定手术治疗,如果能以非手术疗法治愈的就不应采用手术治疗;如果能以小手术治愈的就不要采用大手术。凡是可做可不做,或手术后无希望甚至可能加速其病情恶化及死亡的手术,或尽管需要手术但根本不具备手术条件的,都不宜实行手术治疗。

2. *术式的选择必须是最佳的*　选择手术方案要根据病人的病情及个体差异,要反复权衡利弊。凡是利大于弊,近期和远期疗效均好的术式,即使承担一定风险,也应采取。反之,弊大于利或根本无利,应予以放弃。在手术治病的同时,还要考虑确保病人的生活质量及审美价值。如在切除女性附件肿瘤时,肿瘤要切干净,还要尽可能保存一侧卵巢,以支持生殖和内分泌功能;急性化脓性乳腺炎手术排脓时,应尽量避免切断乳腺导管,以免破坏乳腺组织;截肢等大型手术更要反复权衡,为病人劳动、生活等考虑远期后果。

3. *病人要知情同意*　手术对病人和家属是一件生死攸关的大事。在手术治疗前,应向病人或家属讲清病情,手术的目的、必要性,手术方案和手术中可能出现的意外,手术后可能出现的后遗症、并发症,征得病人同意体现了病人权利,是手术治疗的道德准则,也是手术成功的一个基本条件。对于影响重要生理功能的破坏性手术如截肢、毁容等损伤性手术,必须经科主任和业务院长同意,在特殊或紧急情况下,家属不在场又急需手术,医生从抢救病人方面考虑,经医院有关领导同意也可进行手术,在一般情况下必须经病人同意才能手术,不得强迫病人及家属接受手术治疗。

(三)手术治疗对医务人员的道德要求

1. *手术前的道德要求*

(1)严格掌握手术指征:术前正确诊断是做好手术的前提,外科医生要认真询问病史,体格检查,观察病情变化,经全面、客观地分析,得出正确的诊断,然后再分析是否需要手术治疗,医生不得为了操练技术而对不该手术的病人施行手术,如对慢性阑尾炎等病,能保守治疗的就不要让病人手术,以免给病人带来痛苦。

(2)正确选择手术医生:手术医生要根据病人的病情及医生的技术水平而定,医生绝不能不顾自己的技术水平和病人的利益而争抢手术。在确定参加手术的医生时要注意以下问题:一是不抢手术,年轻医生和实习医生不要争做超越自己技术水平和能力的手术。二是不垄断手术,对一些风险大、难度大的外科手术,高年资的医生要在把病人利益放在第一位的前提下,本着循序渐进、因材施教的原则,培养年轻医生,不得出于名利、地位考虑,以保证手术质量为借口,把持手术,不肯放手,或在关键技术上"留一手"或撒手不管。三是不推卸手术,遇到危重病人的抢救,要敢于承担风险,竭尽全力抢救病人,不回避必要的有一定风险的手术。

(3)认真做好术前准备:决定对病人实施手术治疗后,要全面分析对手术的有利条件和不利因素,术中意外情况出现的补救措施,设计安全可靠的手术方案,准备好急救药品和抢救设备。对于心脏等风险较大的手术更应做好全面准备,预计可能发生的各种突然情况。

(4)要客观介绍病情,使家属知情同意:医务人员在术前要向病人家属实事求是地介绍病情,介绍手术治疗方案及术中、术后可能出现的不良后果。医生为了减轻自己责任而夸大病情,使病人及家属进退维谷、难以选择是不道德的。同时要掌握病人的心理状态,做好病人的思想工作,解除病人的紧张和不安,努力使病人的体力和心理都达到最佳状态。

2. 手术中的道德要求

(1)要有严谨认真的态度:手术是由若干操作步骤组成的纷繁复杂的过程,任何一个小的环节出现问题,都会导致手术失败,甚至出现严重后果。手术人员必须沉着果断,一丝不苟,全神贯注,严肃认真。

(2)手术技术精益求精,尽量减少损伤:手术是在病人麻醉状态下进行操作,病人和家属把生命交给了医生,这是对医生的莫大信任。因此,医生要下苦功夫钻研技术,手术操作要精益求精,认真细致,要保护病人的健康组织和器官,防止事故的发生。手术中需要采取标本时,要按需采取,以减少病人的不必要痛苦,且采取部位深浅要适当。手术中出现意外、紧急情况,手术者不应慌乱,要及时采取措施,力争最佳结果。手术结束时要仔细清点器械、敷料,做到与手术前完全相同。绝不能为了缩短手术时间,怕麻烦、图省事,手术粗糙、误伤血管、损坏组织或出现将健康器官切除等重大事故,任何工作的粗疏都会给病人带来痛苦,甚至严重损害病人健康。

(3)树立严格的无菌观念:手术的全过程都要严格遵守无菌操作规则,努力为手术提供一个无菌操作环境,手术中勿损伤空腔脏器,避免肠内容物污染腹腔。这不仅对是手术技术的要求,也是医务人员医德良心的体现。

3. 手术后的道德要求

(1)不隐瞒差错,不推卸责任:由于手术治疗技术复杂,虽经医生积极努力,手术中严肃认真,仍难免发生技术差错、事故,一旦差错事故发生,应立即采取措施,纠正错误,不能隐瞒差错,更不能推卸责任,嫁祸于人。术后要根据手术经过详细做好记录,记录要实事求是,准确无误,避免内容含混不清,歪曲手术所见,掩盖术中的错误。

(2)加强术后观察和治疗:手术后的观察和治疗是手术治疗的重要内容,病人许多重要的病情变化,严重并发症的出现,往往是在手术之后,手术后病人的出血、血栓、局部积液、感染化脓等的及时发现、妥善处理是保证手术成功、病人痊愈的重要条件。个别医生只注重手术室、手术台上的工作,不严格执行手术后的精心管理、严密观察的做法是不符合医学道德要求的。

第三节 药物治疗中的医学道德要求

一、药品的概述

药品是特殊商品,好药治病,劣药致命。病人的生死掌握在医生和制药人员手中,如果我们工作有误,使不合格药品流入社会,将会贻害人命。

(一)药品的含义

药品是指用于预防、治疗、诊断疾病,有目的地调节人的生理功能,并规定有适应证或者功能主治、用法和用量的物质,包括中药材、中药饮片、中成药、化学原料药及其制剂、抗生素、生化药品、放射性药品、血清、疫苗、血液制品和诊断药品等。

(二)药品的特点

1. 药品种类的复杂性　目前世界上有药物 2 万余种,我国目前有中药制剂 5100 多种,西药制剂 4000 多种,总共有药物制剂近万种,中药材 5000 余种(常用 500 多种)。涉及种类繁多,其复杂性可想而知。

2. *药品医用的专属性* 医学和药学是紧密结合的，病人要通过医生的检查诊断，在医生指导下合理用药，才能达到防治疾病、保护健康的目的。不同药品的作用用途不一样，不能互相代替，这在药理学上称为药物的选择性。当然，作用用途相同的药物，可以选用。医药的密切结合体现了药品医用的专属性。国际上许多国家，尤其是工业化发达国家早已推行按处方药和非处方药管理药品。非处方药（又称大众药、OTC 药，over the counter 译为“可以在柜台上买到”）是不经医生处方就可买到的药品，可以自我进行对症治疗。药品的生产、流通、储备、科研都有赖于医药卫生部门提供的信息，要适合本地区、本国国情。药品的特定应用范围制约了其生产与经营。

3. *药品质量的严格性* 药品直接关系人们的身体健康，甚至关乎生命，因此其质量不得有半点马虎。我们必须确保药品的安全、有效、均一、稳定。这样可以部分有效地防止药源性疾病的发生。药品质量是药品生产经营企业的生命，药品监督部门对药品生产提出了严格的要求。药品虽然是商品，但不像一般商品有一级品、二级品或等外品、副品之分。依据国家药品标准，药品只有合格品与不合格品之分。标示量差 0.1% 都不能标合格，药品制定的优级品标准也只是企业内部标准，属合格范围。《中华人民共和国药品管理法》规定，所有不合格药品不准出厂、不准销售、不准使用。

4. *药品质量检验的局限性* 药品出厂虽然应有严格的质量检验，但是检验不是针对每个单体，而是抽样化验，化验时针剂要打开，片剂要研碎。检验过的药品病人不能再用，病人所用的都是没有检验的。这就要求抽样要有代表性，取样要均匀、可靠。

5. *药品使用两重性* 是指药品在防病治病的同时，也会发生不良反应，如毒性反应、继发性反应、后遗症反应、特异反应、耐受与成瘾性、致畸作用等。

6. *药品应用的特殊性* 表现为：①使用者无法选择药品，药品质量好坏决定于药厂的制药工人的操作及管理，用药得当与否决定于医生，只有无限信任制药人员和医生，也就是说病人的生命掌握在医生和制药工人的手上。如果工作稍有失误，不合格的药品流入社会，就会贻害人命。②使用对象不同。用药者不是健康人，本身由于有病在身，功能低下，机体抵抗力弱，有些病人在危急状况下使用的药品如果质量有问题，就会不治病反害命。例如，在医院输液发生反应，往往是由于热原而引起的，热原会引起发热、寒战，严重者导致死亡。③服用药品后无法收回。静脉注射的药品直接进入血管，循环全身，口服制剂经消化道吸收利用，分解排泄，都无法原型收回。口服后还可以洗胃、催吐、灌肠，阻止吸收或减少吸收。所以，药品不像一般商品，不能实行三包，一旦服用后就无法包退、包换、包修。

二、药物治疗中的医学道德要求

（一）用药的伦理分析

用药是医务人员治疗疾病的重要手段之一。医生通过对因、对症的用药，能控制疾病的发生和发展，缓解症状、减轻痛苦、调整功能与恢复健康。每一种药物都具有其物理、化学特性和对人体产生一定生理效应的特性。这种特性具有两重性，既有利于医疗目的所需的药理作用，也有不利于医疗目的的不良反应（毒、副、致畸作用）。用药作为治疗手段之一，只有与医疗目的相一致的用药才是符合道德的，如消除病因、功能障碍和各种症状以恢复正常功能的用药；改善操作环境的用药，如手术中使用麻醉药物；实验性用药，如药理实验中的用药；为了恢复健康使用各种滋补药物等。

在临床诊断过程中，除符合道德的用药，还有不道德的用药，其突出表现是：用药动机不纯，如为了医生自身目的而不顾病人利益，采用欺骗病人的手段，在其身上试用医疗价值尚未确定和不符合病人疾病状况的药物，以获取资料；为了片面追求经济效益，增加医院和个人收入而开大处方、乱开方等。

（二）滥用药物的现状分析

凡是违背医药学原理，无明确指征的用药称为滥用药或不合理用药。世界卫生组织药物依赖委员会给“滥用药物”下了一个定义，即“跟通常的医疗实践不一致，或长期或偶然地超量使用与疾病无关的药物”。滥用药物的现象在临床工作中是普遍存在的，如无指征的滥用麻醉性或非麻醉性镇痛药、精神类药物、抗生素、激素等。

滥用药物是一种世界性的问题，造成的后果是严重的，如滥用抗生素会助长某些新的具有耐药变异的细菌繁殖，从而出现一代不易死亡的病菌，致使药物对耐药菌感染的疾病疗效下降或无效，这将在世界范围内构成致命的威胁。滥用药物导致的后果主要如下。

1. *药源性疾病* 指因药物引起的人体不良反应，并由此产生各种临床症状的疾病，如由于滥用广谱抗生素引起的二重感染等。

2. *药物依赖性* 药物依赖性的直接原因是滥用精神类药物，表现为精神依赖和身体依赖两个方面，如连续反复多次应用吗啡易导致成瘾，一旦停药表现为兴奋、失眠、流泪、流涕、震颤、呕吐、虚脱等，病人痛苦异常，并常常不择手段甚至采取违法手段去获取吗啡，久而久之，使病人失去劳动能力，不仅影响病人身心健康、生活和工作，而且带来一系列社会问题。

（三）药物治疗中的道德要求

1. *用药要有明确目的* 无论诊断用药还是治疗用药，都应该是病情所需要的，特别是治疗用药，必须在明确诊断后再选择适当的药物治疗，要坚决防止没有明确诊断就盲目滥用药物，或把没有明确指征的药物任意引进处方，尤其是毒性大的药品和麻醉药品等，更须慎用。

2. *用药要尽量减少毒副作用* 药物的二重性是客观存在的，医生必须熟悉药物的性能和剂量，严格掌握给药的剂量、途径和方法，配伍用药时要扬长避短，选用疗效最佳、安全、毒副作用最小的药物，且不可搞大包围用药。对容易引起变态反应的药物，必须按规定先做过敏试验，注射室要备有抗过敏及各种抢救药品，做到有备无患。对一些效能高、安全范围窄、排出较慢、毒副作用较大的药物要严格掌握用法及用量，以免出现中毒反应。

3. *从病人、病种的实际出发，合理用药* 从实际出发对症用药、合理用药是医生用药的基本要求。在临床用药中，既要注意病种的差异，还要注意个体差异，诸如性别、年龄、营养与精神因素，对药物的敏感性等，医生要针对具体情况进行具体分析，婴幼儿用药要考虑体重的差异，要用公式计算药量，年老体弱者往往肝、肾功能不全，药物易在体内蓄积而中毒，对中枢神经抑制药比较敏感；对于特异体质的病人常量或小量也可能发生不良反应，医生选择药物时要注意了解病人的用药史，要全面分析药物、疾病、病人等诸因素，做到因病而异，因人而异。

4. *用药要把近期效果与长远效果相结合* 临床上有些医务人员为迎合病人的心理要求，追求所谓“药到病除”，以显示自己“医术高明”，虽然取得病人一时信任，却为日后的治疗设置了障碍，给其他医生选择药物带来困难。因此，医生在选择药物时，在保证疗效的前提下，能用普通药物不用新特药物，能用廉价药物就不用昂贵药物，能用一线药物就不用二线药物，这样做可以提高药物的使用效益，减轻病人的经济负担，还可以减少稀有贵重资源的浪费，以达到近期效果和远期效果的统一。

5. 节约用药，避免浪费　医药资源是有限的，医生给病人用药要注意节约，避免医药资源的浪费。在疗效相当的情况下，应尽量为病人选用基本药物、廉价药物、国产药，而不是贵重药、进口药。

第四节　社区医疗保健

一、医疗机构的概述

（一）医疗机构的含义

医疗机构是指依法定程序设立的从事疾病诊断、治疗活动的卫生机构的总称。

（二）医疗机构的类型

1. 综合医院、中医医院、中西医结合医院、民族医院、专科医院、康复医院。
2. 妇幼保健院。
3. 社区卫生服务中心、社区卫生服务站。
4. 中心卫生院、乡（镇）卫生院、街道卫生院。
5. 疗养院。
6. 综合门诊部、专科门诊部、中医门诊部、中西医结合门诊部、民族医门诊部。
7. 诊所、中医诊所、民族医诊所、卫生所、医务室、卫生保健所、卫生站。
8. 村卫生室（所）。
9. 急救中心、急救站。
10. 临床检验中心。
11. 专科疾病防治院、专科疾病防治所、专科疾病防治站。
12. 护理院、护理站。
13. 其他诊疗机构。

二、医疗机构的功能

（一）保障基本医疗服务

医疗机构提供基本的医疗服务是医疗机构公共卫生职能的重要组成部分，也是其最具特色的部分。当然，保障基本医疗服务不是所有医疗机构的共有职能，原卫生部等四部委联合制定的《关于城镇医疗机构分类管理的实施意见》明确指出：政府举办的非营利医疗机构和其他非营利医疗机构主要提供基本医疗服务，营利性医疗机构根据市场需求自主确定医疗服务项目。当发生重大灾害、事故、疫情等特殊情况时，各类医疗机构均有义务执行政府指令性任务。

（二）突发公共卫生事件救治

突发公共卫生事件常具有群体性、突发性，不仅对患者身心健康造成损害，也会对社会政治稳定和经济发展构成威胁，医疗机构及时、有效的救治是克服这些负面影响的重要途径。《突发公共卫生事件应急条例》第39条规定，医疗卫生机构应当对因突发事件致病人员提供医疗救护和现场救援，对就诊病人必须接诊治疗。2003年突如其来的非典疫情给社会政治、经济及人民生活等各方面带来巨大影响,通过全国上下通力合作,特别是医疗卫生机构的精诚奉献,最终取得抗击非典斗争的胜利,使社会政治、经济和人民生活步入正轨。随着社会发展、科技进步以及国内国际交流、大型活动的日益频繁,各类突发公共卫生事件仍将不断出现,对突发公共卫生事件的救治任务亦会愈加繁重。

(三)传染病防治

传染病的防治不是疾病预防控制机构一家的事,医疗机构的传染病防治责任重大、不容忽视。《中华人民共和国传染病防治法》《消毒管理办法》《医疗机构管理条例》《医疗废物管理条例》《突发公共卫生事件应急条例》《传染性非典型肺炎防治管理办法》等法律法规对医疗机构传染病防治职能均有明确规定。

(四)疾病筛查

疾病筛查是利用快速简便的试验、检查或其他方法,将健康人群中那些可能有病或缺陷但表面健康的人,同那些可能无病者鉴别开来,是早期预防疾病的主要方法之一。目前,我国医疗机构中的各类体检即属于疾病筛查,如职工健康体检、女工体检、学生入学或就业体检、食品等行业从业人员体检、驾驶员体检、出国人员体检、孕产妇及婴幼儿健康体检等。筛查可以及早将人群中临床前期无症状的病人识别出来,并给予确诊和治疗,属二级预防范畴。医疗机构应充分利用自身资源优势,开拓体检门诊市场,在服务于大众健康的同时,自身获得赢利,实现职能与效益的双赢。

(五)健康教育

健康教育是预防疾病、促进健康、使大众自觉提高健康保护意识的重要手段,通过信息传播和行为干预,帮助个人和群体掌握卫生保健知识,树立健康观念,自愿采纳有利于健康行为和生活方式的教育活动与过程。医疗机构的健康教育的概念形成于20世纪50年代,由美国医疗保险机构提出,初衷是减少长期病人的医疗费用。社会经济医疗机构的健康教育包括门诊教育(候诊教育、随诊教育、门诊咨询、门诊讲座及培训等)和住院教育(入院教育、病房教育、出院教育、随访教育等)。

三、社区医疗保健的内容

(一)社区医疗保健的含义

社区医疗保健是指在一定社区内向居民提供预防、医疗、康复和健康促进等卫生保健活动的总称。

社区是若干社会群体或社会组织聚集在某一地区形成的一个生活上相互关联的大集体。在我国,城市的社区可以是街道或居民小区,农村社区可以是乡镇或行政村落。社区是人们生活和社会实践的场所,社区居民不仅有衣食住行、受教育等的需求,也有防病治病的需求。社区卫生服务正是适应这种需求而产生的。

(二)社区医疗保健的内容

社区卫生服务以维护社区居民健康为中心,提供疾病预防控制等公共卫生服务、一般常见病及多发病的初级诊疗服务、慢性病管理和康复服务等。社区卫生服务要求主动服务、上门服务,并逐步承担起居民健康守门人的职责。也有人将社区卫生服务概括为包括预防、保健、医疗、康复、健康教育、计划生育指导等在内的综合性、全方位的六位一体的服务。其具体内容如下。

1. 提供诊断、治疗和转诊服务　社区医疗服务机构承担为社区居民诊断、治疗常见病、多发病及慢性非传染性疾病的工作，并根据病人的病情需要，及时做好转诊、会诊等协调工作。

2. 提供上门服务　为居民提供出诊、巡诊、建立家庭病床、肌内注射、输液、换药、导尿、灌肠等服务。

3. 提供预防保健、康复服务　为社区居民提供医疗、体育、健身、康复锻炼指导、心理卫生维护、家庭健康咨询、计划生育指导和家庭保健等服务。

4. 做好社区院前急救　开展急危重症病人院前急救及护送住院，确保社区现场急救工作及时有效。

5. 为社区居民建立健康档案　及时掌握居民及家庭的健康状况，为社区居民建立健康档案。

四、社区医疗保健工作中的医学道德要求

（一）社区预防保健工作的特点

1. 地域性　在我国，城市的社区一般是以街道或居民小区划分的。社区卫生服务与其他卫生服务相比，最大的特点在于它所提供的服务是以社区为范围、家庭为单位的连续性、人性化的医疗服务。即社区卫生服务主要是为社区内的居民提供卫生服务的，服务对象是社区的居民，具有较强的地域性，与大医院病人来源复杂不同。

2. 群众性　努力实现人人享有基本医疗卫生服务，这是我国医疗卫生事业从观念到体制的重大变革，也是新医改方案的最大亮点。世界上绝大多数国家都把维护医疗卫生的公平性放在首要位置，因为健康公平是社会公平的基础。为城乡居民提供基本卫生服务，有利于改善人口的整体健康水平，促进社会的和谐稳定。预防保健是基本医疗卫生服务的重要组成部分，体现医疗卫生事业的公益性质，体现社会追求公平正义的理念。社区预防保健工作是政府主导的社会事业，是一项公共卫生服务，它面向所有居民，有利于促进城乡居民逐步享有均等化的基本公共卫生服务。人人都有权享有社会卫生保健，它需要广泛的群众参与，也为广大的群众提供服务，具有群众性。

3. 长期性　人的一生各个时期、各个阶段都需要卫生保健。而人生各阶段的卫生保健工作都可以在社区进行，成为社区预防保健的项目和内容。现在人们对生命质量的高度关注，对拥有一个健康孩子特别重视，通常在孕期，甚至更早的怀孕准备前就开始考虑采取某些预防保健措施，保证生育更加健康的孩子。妇幼保健是社区卫生保健工作的一个重要方面。生病以后预防并发症，进入老年以后还要进行老年人的预防保健。总之，社区卫生保健工作持续人的整个一生，贯穿于病前、病后的所有阶段，决定了社区保健工作的长期性。

4. 预防性　社区卫生保健工作的重点是预防疾病，增强体质，防止疾病发生，社区医务人员通过开展多种活动，增进社区居民的健康理念，促进健康行为，防患于未然，预防疾病的发生。如开展妇幼保健、预防接种、保健体检、爱国卫生运动，组织体育锻炼，介绍合理饮食，宣传疾病防治知识、急诊抢救知识，进行健康教育以及对慢性病病人进行随访或定期复查等。可见，预防性是社区预防保健工作的重要特征。

(二)社区预防保健工作的伦理要求

1. 热情服务,礼貌待人　社区内人员庞杂,居民的年龄、文化、性格、工作状况、家庭环境、身体状况等都各不相同,对社区预防保健的认识、态度、要求也不一样。社区医疗人员进行预防保健时,对待所有前来者都应一视同仁,热情服务。无论年龄大小、职务高低、贫贱贵富、言行举止、文明修养如何,都应礼貌相待,尊重对方的基本卫生保健权利,全心全意为社区居民服务。

2. 耐心细致,不厌其烦　在社区预防保健工作中,医务人员应耐心细致,认真对待每一项工作及工作的每一个环节,严守操作规程,防止出现疏漏。如一些慢性病病人经常定期或不定期来社区卫生服务中心测量血压、血糖,社区医务人员一天也许要接待许多同样的居民,对待他们应该有耐心,不能因为他们经常来测量就随意糊弄或显得不耐烦,也不能因为一天连着给好几个居民做了同样的测量,就不耐烦、没有耐心、草率行事。因为只有工作耐心细致,才能及时了解就医者的身体情况,明确是否存在现实的或潜在的问题,起到有效预防保健作用。

3. 任劳任怨,认真负责　预防保健工作见效慢,工作效果不会立竿见影。一些人会对预防保健工作缺乏理解和支持,工作中可能会遇到冷言冷语、不配合的情况。社区医务人员应自觉履行自己的职责,贯彻预防为主的方针,任劳任怨,认真负责,严格遵守规章制度和操作规程。不能因人们对待保健工作的看法、态度不一,就放松对自己的要求,工作懈怠。

案例分析

小明(化名)2007年出现右上腹痛,曾诊断为"胆囊结石",2008年9月初腹痛复发,2008年9月17日因腹痛再次发作就诊于锦州市中心医院。入院记录在没有超声结果之前初步诊断为"胆囊结石合并胆囊炎"。但之后两次彩超结果都提示胆囊没有结石,却在胆总管内发现结石。但医生没有及时修正诊断,仍按入院初步诊断切除了胆囊,而把结石遗留在胆总管内,直至两个月后第二次手术才取出结石。院方行为是错切胆囊,致使原本不必手术的胆囊被切除,同时延误胆总管结石治疗,导致胰腺炎等一系列后果。

运用临床诊疗活动中的职业道德要求和原则分析上述案例医务人员的行为。

思考题

1. 临床诊疗道德的基本原则是什么?何为最优化原则?其内容是什么?
2. 疾病诊断对医务人员有哪些道德要求?
3. 临床用药有哪些道德要求?何为滥用药物?滥用药物的后果有哪些?
4. 在手术治疗中医务人员应遵循哪些道德要求?

第 8 章 护理道德与预防医学活动中的医学道德

护理工作是医疗卫生事业的重要组成部分。无论是医疗、预防、保健、康复,都离不开护理工作。护理工作是一项既平凡又崇高的事业,对从事护理工作的护士来说,不仅要有精湛的护理技术,广博的护理知识,还必须具有较高的护理道德水平。

预防医学发展迅速,现已在医学科学中自成体系,它们与临床医学一起,从不同的角度,以不同的方法,在不同的环境中为人类健康服务。在实践活动中,预防医学既要遵守医德的基本原则和规范,还要遵守因其自身特征而产生的特殊医德要求。

第一节 护理道德

一、护理道德的含义与道德要求

(一)护理道德的含义

护理道德是护理人员在医学道德基本原则的指导下,在医疗实践中调整各种人际关系的行为准则与规范的总和。护理人员的人数在医院各类人员中占一半以上,护理工作面广、量大。护理人员要经常与医技人员、行政后勤人员、病人家属等直接接触,在诊疗过程中又成为医技人员与病人的中介。护理人员在建立新型医疗人际关系中起着重要的协调作用。护理工作质量直接关系到病人的安危与健康,护理人员学习护理道德是十分必要的。

(二)护理模式的演变

传统的医学模式是生物医学模式,它的形成是与近代生物医学的产生和发展相联系的。生物医学模式把重点放在躯体的生物学过程中,单纯从生物学属性上考察人类健康与疾病,忽视了人的整体性和人类与社会环境的联系。传统的护理模式是建立在传统的生物医学的模式上,将病人的疾病作为护理的中心。同样忽视了人的整体性、社会性和心理性。因此,护理工作采取的是功能性的分工方法,即不同的疾病由不同的功能护士负责,带有明显的见病不见人的弊端。

在生物-心理-社会医学模式的影响下,20 世纪 50 年代莉地亚首先提出责任制护理的护理分工方法,20 世纪 80 年代初该方法传入我国。近年来,我国部分医院相继推广研究并不断完善了这一制度。责任制护理制度的特点,是指定专人为病人从入院到出院期间提供有系统、有计划的全面护理,突出了心理护理和个体护理。从而形成了以系统论、行为科学、心理学理论为指导而建立起来的整体护理模式。

整体护理模式是以病人为中心,以护理程序为基础的临床护理理论。它认为人是一个系统，同时又是自然界系统的一部分。人是一个开放的系统，不断地与周围环境通过物质、能量交换，保持自身内部环境的稳定，并适应外部环境的变化。护理的主要目的是帮助病人适应环境的变化，以获得或维持身心的平衡。可见，整体护理模式既重视病人的生理与心理，又重视人体与自然、社会环境的联系。

当前，我国在责任制护理的基础上正在推行一种新的护理分工方法，即系统化整体护理。它更加体现了整体护理的护理模式的特点。整体护理模式的建立，要求护理人员以病人为中心，对病人的健康实施有计划、有系统的整体护理，全面负责。既把病人作为服务对象，又把病人作为研究对象，按需施护，以满足其身心需要，促使病人早日康复。这样改善了病人的心理状态，调动了病人的主观能动性，培养了病人的自护能力。同时也对护理人员提出了更高的道德要求，护理人员需自觉承担责任、独立自主、刻苦钻研，研究和掌握病人的心理需要，帮助病人从社会角色到病人角色的转化等。

（三）护理道德的基本要求

护理道德的基本要求是把病人的生命安危放在首位，把一切为了病人的利益作为自身工作的出发点和归宿。具体说来，主要包括以下几点。

1. *热爱本职、献身医学* 护理工作是一项直接为人民健康服务的高尚职业。随着医疗保健事业的发展，护理工作将在医疗、卫生、预防保健中发挥更大的作用。护理人员应积极投身于这一事业，为人类健康、为社会作出贡献而感到骄傲与自豪。应以饱满的热情，兢兢业业的态度投入工作，奉献自己的全部。护理人员对护理职业的无限热爱是通过对护理工作的理解、对患者的热爱、忠实地履行对人民健康所承担的职责表现出来的。只有具有对护理理想的追求，并勇于为护理事业献身的人，才能真正担负起自己的历史使命，为人类生命和健康做出贡献。

2. *尊重、关心体贴病人* 是对护理人员最基本的道德要求。尊重病人就是要尊重病人的人格、尊严、权利和生命价值。任何时候都不能侮辱病人、损害病人的声誉。对待病人无论性别、年龄、外貌、地位、贫富如何，都要一视同仁，精心护理。面对病人出现的焦虑、猜疑、恐惧、依赖、悲哀等心理状态，护理人员要以宽厚仁慈、体贴入微、任劳任怨的态度关心病人，以深厚的同情心急病人之所急、想病人之所想，在思想上与病人产生共鸣，使病人从心理上得到支持和安慰，从而增强战胜疾病的信心。

3. *热情服务、主动周到* 热情服务、主动周到是护理人员的必备品德。由于环境的改变，病人在就医过程中产生许多需求和困难，护理人员应主动了解病人的需求，周到、热情地为病人提供服务，耐心回答病人的询问，及时解决病人的生活困难，对生活不能自理的住院病人应及时提供方便，以饱满的热情与深切的同情细心照料病人，使病人处于良好环境之中。

4. *遵章守纪、严格操作* 护理工作与患者生命息息相关，因此护理人员一定要认真审慎地履行自己的职责，严格遵守各项规章制度和操作规程，遵守无菌操作和查对制度，做到一丝不苟，杜绝由于疏忽大意、敷衍塞责而酿成差错、失误和事故。

5. *勤奋学习、精益求精* 整体护理模式的宗旨是以病人为中心，不仅扩大了护理的范围，还丰富了护理的内容。它要求护理人员具有相应完善的知识结构（如系统理论、心理学、社会学等）和扎实的专业理论及娴熟的技能。因此，护理人员应以精益求精的治学态度，不断进取的精神，努力钻研业务，提高自己的知识水平和技术能力。

6. *仪表端庄、言语谨慎* 是护理工作者的重要道德规范。作为护理人员应该是：衣着整洁、朴素大方、精神焕发、情绪饱满、精力充沛、动作轻快、观察敏锐、反应灵敏、机智勇敢、临危不惧。护理人员仪表端庄、言语谨慎得当，可以给病人美的享受，并产生信赖感和亲切感。如果衣冠不洁，或浓妆艳抹都会有失庄重，引起病人反感。在与病人交流时要求语言亲切通俗、明确，不可使用惊叹、惋惜、埋怨等增加病人精神负担的语言和生硬、粗暴、训斥、蔑视等引起病人反感的语言，以避免发生护患纠纷。

7. 互相尊重、团结协作　护理工作是一项具有整体性和协调性的工作，不仅护理人员之间要团结协作，还要和医生及其他医技、行政、后勤人员搞好协作，才能搞好护理工作。因此，在护理过程中要注意发挥团结协作精神，建立良好的人际关系。团结协作的前提是互相尊重、互相学习。遇到矛盾要顾全大局，通过协商、讨论的方式解决。切不可自命不凡、诋毁同道。应以诚恳、谦虚的态度和友好合作的精神，使护理工作在和谐、默契的气氛中顺利进行。

二、临床护理中的道德要求

（一）门诊护理中的道德

1. 热情关怀、高度负责　门诊病人因疾病的痛苦而紧张，再加上对医院环境和制度的不熟悉，拥挤、嘈杂等更加重了病人的心理负担。尽管病人的病种、病情各不相同，但他们共同的特点，就是希望得到医护人员的关心，尽早解除病痛。因此，门诊护士就要充分理解，同情病人，做到亲切热情地接待病人，主动协助病人就诊，耐心介绍有关就诊、候诊须知及门诊布局情况等，使病人感到温暖与安全。

2. 密切联系、团结协作　门诊是一个整体，护理人员在医生、其他临床科室、非临床科室及病人、家属联系中起着直接或间接的作用，通过护理人员的密切联系，可减少误会和矛盾，使门诊形成团结协作的整体，共同为病人服务。

3. 作风严谨，准确无误　在治疗护理中，门诊护理人员必须尊重科学，实事求是。为此要严格执行查对制度和消毒隔离制度，对可疑病情或治疗反应及意外，不要轻易放过，让病人留察直到无事。门诊护理人员作风要严谨，准确无误，坚持治疗护理的科学性是保证病人生命安全的基本前提。

4. 环境优美、安静舒适　保持门诊环境优美、安静舒适，可使病人心理稳定，提高工作效率和诊疗效果。护理人员应将环境管理作为门诊护理道德要求，使门诊科室整洁化，门诊秩序规范化，以利于提高门诊医疗护理质量。

（二）急诊护理的道德要求

1. 要有时间紧迫感　急诊护士应树立“时间就是生命”“抢救就是命令”的观念。做到急病人之所急，争分夺秒，全力以赴，尽力缩短接诊时间，救人于危难之中。为此，护理人员要以冷静、敏捷、果断的作风，配合医生的抢救工作。

2. 要有深切的同情心　急诊多为突发病，病人多心理紧张，痛苦不堪，生命垂危。护理人员要体贴、理解病人的痛苦，尤其对自杀、意外伤害的病人不能埋怨责怪，要以救死扶伤的深厚同情心，沉着、冷静、快速地做出判断，以最佳的抢救护理方案进行抢救，争取最理想的疗效。

3. 要有高度的责任感　急诊护士要从病人利益出发，不失时机地处理急症病人，如及时给氧、洗胃、人工呼吸、胸外按摩、止血、输液等，并详细、准确地做好抢救记录。对可疑病人要及时报告医院总值班，对因交通事故或打架斗殴致伤的病人，护理人员应公正地反映病情，并以正确的态度对待他们。在工作中发扬不怕苦、脏、累的连续作战精神，搞好急、重病病人抢救治疗的护理工作。

（三）住院基础护理的道德要求

1. 树立职业自豪感　护理具有经常性的特点，护理是平凡、琐碎、繁忙和细致的工作，无论白天黑夜，日常工作日还是节假日，护理人员总是在平凡的岗位上年复一年地工作着。基础护理是一项人道的、有价值的科学活动，对病人康复具有重要意义。因此，需要护理人员对自己的职业具有强烈的自豪感，对这份职业要具有献身精神。职业无高低贵贱之分，护理工作和其他科学工作一样得到人民的尊重，“白衣天使”就反映了人民对护理人员的尊重和爱戴。

2. 满足病人的身心需要　病人因病行动受限，尤其是危重病人丧失多种功能，行动不便，很多病人都有焦虑、担忧、恐惧、消极、想家等情绪的波动，这都需要护理人员的帮助、关怀，护理人员应尽量满足病人的要求，耐心细致地做好心理疏导工作，主动热情地满足病人的身心需要，创造一个适宜治疗与康复的环境，做好安全防护，使病人得到良好的照顾而尽快康复。

3. 严密观察、谨慎处置　是护理人员履行自己道德责任的重要手段。严密观察一些细微的变化对诊断治疗有着重要的意义。但做到这一点必须具备丰富的护理知识与临床实践经验，所以要求护理人员要刻苦钻研，勤学苦练，审慎细致地做好每一件工作，严密观察、谨慎处置这一点直接关系到医疗质量，更关系到病人的安危，护理人员在实践中一定要落实下去。

4. 精心操作，减轻痛苦　护理工作要精心操作，尽量避免和尽可能减轻病人的痛苦。在应用新技术、新方法时，要坚持审慎的态度，并注意收集反馈信息。扎实的基础、熟练的操作技术是精心操作的基础。护理人员如果缺乏扎实的基础和熟练的操作技术，单纯靠救治病人的愿望是达不到治病救人的目的的。因此，作为护理人员要努力学习护理知识与技能，遵守操作规程，精心操作。

5. 严格遵守操作规程和各项规章制度　是提高护理质量、防止差错事故的有力保证。护理人员对操作规程执行的好坏直接关系到患者的安危。如“三查八对”，三查即摆药后查；服药、注射、处置前查；服药、注射、处置后查。八对即对床号、姓名、药名、剂量、浓度、时间、用法、批号。此外，还有无菌操作常规，消毒隔离制度等，这些制度要求护理人员必须严格遵守和认真执行，做到一丝不苟。由于个别护理人员不认真执行制度，以致出现将氮气当成氧气使用，把亚硝酸钠当成氯化钠使用等错误。

（四）手术护理的道德要求

1. 严格执行无菌操作规程和外科护理操作规范　手术具有一定的破坏性，极易发生感染、交叉感染，所以严格执行无菌操作规程是对其特殊的要求。术前必须将所用器械、敷料、手术服装、手术巾等进行高压消毒，手术室进行彻底的紫外线消毒。术前还要认真帮助病人做好准备，根据需要进行备皮、灌肠等以保证手术的顺利进行。术中、术后要做好器械、敷料等的清点、查对，严防将其留在病人体内，造成病人痛苦和二次手术的发生，术后换药必须认真执行无菌操作规程，做到一丝不苟，决不能因护理人员的马虎、失误造成伤口感染。

2. 认真负责、熟练操作　手术要求护理人员以高度责任心，协助外科医生做好手术。在术前要认真查对病人的姓名、性别、年龄、床号、手术内容、手术日期，严防错误施术事故的发生；术中要认真查对所有药物、液体、血液是否准确无误，以免给病人带来不必要的伤害或危险；术后做好伤口包扎、固定，特别做好术后的护理与观察工作，做到认真、仔细，不放过任何一点可疑之处。

3. *举止稳重、行动快捷*　是对手术护士的基本道德要求，医护人员应具备反应迅速、行动敏捷、轻柔、沉着、果断的工作作风。

4. *关心病人、做好心理护理*　手术前病人往往心情紧张，坐卧不安，存在种种思想顾虑，如怕痛、怕留后遗症、怕下不了手术台等，做好思想工作，解除病人思想负担，就会收到满意的效果。手术后护士对病人热情关怀、诚挚交谈、认真解释，做好鼓励和劝慰，对解除术后病人思想负担有很大的作用，特别是对因手术造成残疾或功能障碍的病人，可使他们尽快从精神枷锁中解脱出来，增强生活的勇气和信心。

（五）特殊护理的道德要求

特殊护理指对特殊病人及其特殊需要的护理，如危重病人、精神病病人、传染病病人等，对这部分病人的护理难度大，要求标准高。

1. *危重病人的护理道德要求*

（1）果断审慎：危重病人的病情瞬息万变，护理人员应当机立断采取急救措施，否则会延误抢救时机。果断并不是武断地贸然行事，做到胆大心细、果断与审慎相结合才能收到良好的效果，对于已经度过危险期的病人，也不可以掉以轻心，仍需细心观察病情变化，主动预防并发症或复发，以免前功尽弃。

（2）敏捷严谨：抢救危重病人时，护理人员必须“具有时间就是生命”的意识，动作敏捷地采取救护措施，稍有疏忽就会失去抢救时机。同时，要求护理人员不怕苦、脏、累，有连续作战的精神，还要小心谨慎，一丝不苟，切不可惊慌忙乱，马虎从事。决不能因时间紧就随意违反规章制度和操作规程，否则会造成严重结果。

（3）机警冷静：危重病人病情复杂多变，随时可能突发危险。在护理中，护理人员应严阵以待，机警观察病情变化，并冷静地投入应变行动，以使病人转危为安。

（4）理解、任怨：危重病人往往缺乏心理准备，或心理负担重。常常表现为心理的不平衡，家属也有急躁、忧虑心理，所以有时病人或家属对护理人员无端指责，甚至无理取闹。此时，护理人员应以克制的态度谅解病人及家属的心情和行为，并耐心说服、疏导，不使矛盾激化。同时，仍要继续热情、主动、任劳任怨地做好工作，相信病人和家属终会理解和尊重护理人员的。

2. *精神病病人护理道德要求*

（1）尊重病人：尊重病人的人格，对精神病病人具有特别重要的意义。精神病病人由于丧失了自制力，行为失常，往往不被当人看待而得不到尊重，甚至受到肆意污辱。尊重精神病病人的人格是护理道德的重要要求。

（2）保守秘密：对于病人发病原因中的秘密和隐私要注意保守秘密，绝不能当做谈笑资料。否则会伤害病人的自尊心，影响疗效，此外，对医务人员的家庭住址及医院内部事情也要对病人保密，以免发生不必要的麻烦。

（3）恪守慎独：精神病病人的思维和情感紊乱，不能对自己行为负责，有些病人生活不能自理，不知饥饿，所以护理人员要恪守慎独信念，自觉、主动、定时、准确完成治疗护理任务。

（4）公正无私：护理人员对病人携带财物要认真清查，并向家属或单位交代清楚，不能利用病人价值观念的倒错向病人索取财物，对异性病人的移情行为，要保持自尊自重。对病人的打骂、毁物行为要保持冷静态度，做到打不还手，骂不还口。

（5）保证安全：精神病房的管理制度极为重要，要防止病人自伤或伤人和毁物行为。护理人员要严格病房安全管理制度，定期巡回检查病房内有无刀、剪、绳、带等危险物品。还要注意病人心理变化,及时疏导,防止意外发生。

3. 传染病病人的护理要求

(1)尊重科学,具有献身精神:传染病医院是各类传染病的场所,每个病人都是传染源。因此,应执行隔离、消毒制度,达到控制传染源的传播和防止交叉感染的要求。坚持不同情况实行对应隔离,如对肝炎、痢疾等消化道传染病病人实行床旁隔离;麻疹等呼吸道病人实行病种隔离;对病人用过的物品器械实行彻底消毒,配合配膳员把住"病从口入"关;帮助卫生员学会对病人排泄物、传染物品的消毒处理方法,限制探视、陪住;对出院、死亡进行终末消毒。

献身精神是搞好传染病护理工作的思想基础。传染病的护理过程中,护理人员与传染病病人朝夕相处,尽管非常谨慎,然而感染的机会要比护理非传染病病人多得多。有人调查长期在传染病区工作的护理人员,鼻咽部培养常有金黄色葡萄球菌或铜绿假单胞菌;另有调查,某医院肝炎组患过肝炎的高达一半以上。其次,传染病护理人员应具有献身精神。在实践中,多数护理人员常年坚持在传染病房工作,勤勤恳恳,任劳任怨,有的甚至不顾传染危险为病人进行口对口的人工呼吸,表现了高尚的道德情操,赢得了人民的爱戴。

(2)做好心理护理,增强病人信心:传染病病人心理复杂,如怕传染给家人,心理自卑、压抑和孤独,惧怕感染其他疾病的心理和不安全心理等。为此,护理人员应有针对性地做好心理护理工作,宣传防病知识和卫生知识,帮助病人解除心理顾虑,使其处于最佳的心理状态,更好接受医疗和护理。

(3)预防为主,对社会负责:预防为主要求护理人员既有治疗护理传染病人的义务,又有控制传染源、切断传播途径和保护易感人群的责任。为此,护理人员要加强对传染病病人的管理和对可疑病人的隔离观察,要按卫生标准做好消毒工作,不怕麻烦;加强卫生宣传,普及卫生知识,积极动员群众参加预防接种等。在门诊或病房除注意自身保护外,还要对易感人群做好防护,到传染区必须穿防护隔离衣。护理人员要配合卫生员、后勤人员对病房污水、污物进行妥善的消毒和处理,坚持预防为主,对社会负责,保障人民群众的身体健康。

第二节　预防医学活动中的医学道德

一、预防医学的含义、特点及道德原则

(一)预防医学的含义、特点

预防医学是从未病先防、预防为主的思想出发,研究人群健康和疾病发生发展规律的一门学科。预防医学从18世纪末、19世纪初逐渐从医学中分化成为一门独立的学科,当时正值卫生保健的第一次革命时期,矛头指向急慢性传染病和寄生虫病,这时的预防思想和手段仅限于"医学预防"。20世纪以来,随着急性传染病的控制,慢性疾病猛增和相关学科的发展,使人们的预防思想由"医学保健"发展到"社会预防""心理预防"上来。随着人类对健康需求的增强,人们的预防思想必须扩展到"人类预防"上来。预防医学与基础医学、临床医学相比较,具有自己的特殊性,其特点是:预防医学最终的目标是人人健康;预防医学服务对象主要是社会人群,大多数是健康人或是受到有害因素威胁但未形成疾病的人,而不是个体病人;预防医学的成效不像临床医学那么直接和迅速,具有长远性与社会性;预防医学通常不像临床医学那样容易取得服务对象的支持与合作,开展工作具有一定难度。

(二)预防医学的道德原则

1. *优化生存环境,实现人人健康*　在进行“医学预防”“社会预防”“心理预防”的过程中,要特别注重“优化人类生存环境”。应认识到,运用“医学手段”防病治病只是“优化人类生存环境”的必要补充。作为一个合格的预防医学工作者,必须懂得:地球不仅仅是人类的,而是整个生物界的。人类应该采取更多的社会性措施,辅以医药,使人类在与各个生物平衡中生存。只有对人类的生存环境负责,才是对人类真正的负责,任何生产活动、社会活动和科学技术,都必须有助于生存环境的优化,而不能以破坏和牺牲它为代价。否则就等于人类的集体慢性自杀。因此,优化人类生存环境、达到人人健康,是预防医学道德的核心和基本原则。

2. *坚持预防为主,维护群众健康*　“预防为主”是我国卫生工作的根本方针,其基本思想是探讨危害人类健康的各种因素,研究预防疾病的有效措施,防止疾病的发生,从根本上提高人民健康水平。为此,就要求预防保健人员树立群众观点,深入到社会人群中去,自觉把维护广大人民群众的健康放在首位,搞好健康教育,使人民群众充分认识到防病的重要性和防病的有效手段,提高全民的预防意识,才能使“预防为主”的方针落到实处,这是预防保健人员做好预防工作的一条重要道德原则。

3. *坚持公益,对全社会负责*　预防医学道德的特点决定了预防保健人员一方面必须密切联系群众,依靠全社会的支持;另一方面在预防传染病、环境保护、消灭地方病、防治食源疾病、防治职业病等各项工作中,都要调整处理好各种利益关系。其中,最突出的是坚持公益对社会负责。具体表现在两个方面:其一,坚持个人利益和小集团利益服从社会利益,把社会利益放在首位;其二,坚持局部利益服从全局利益,眼前利益服从长远利益,亦即要坚持把社会的长远利益放在第一位。

4. *通力协作,积极参与*　我国的预防工作不仅是卫生防疫部门的事,而应该是医学部门以至全社会共同参与、通力协作。在这里,不仅要有卫生防疫内部各个部门的通力合作,而且要有各级政府和有关部门、单位的积极参与,通力协作,才会取得显著成绩。大量实践证明,只有动员全社会的广泛参与,坚持综合治理,才会真正达到群防群治的目的。

5. *科学求实,秉公执法*　预防医学工作经常有高度的科学性,它要求预防保健人员必须尊重科学、严谨求实,按客观规律办事。同时,预防医学工作又要严格按照法律、法规和条例办事。目前有关的法律、法规、条例、办法已经有数十种,这就要求广大预防保健工作者,认真学习,熟悉有关内容,以法律为准绳,坚持原则,无私无畏,秉公执法,全心全意为人民服务。特别在社会主义市场经济条件下,坚持这条原则显得格外重要。

二、传染病预防的道德要求

(一)传染病预防道德的含义与意义

传染病预防道德是预防医学道德的重要内容之一,它是调整预防保健人员在传染病防治过程中人与人、个人与社会相互关系的行为规范。

传染病对人类健康的危害极大。16~18世纪,世界死于天花的人数在欧洲有50万,在亚洲有80万。鼠疫曾在全球有三次大的流行,第一次死亡上亿人,第二次死亡2500万人,第三次波及32个国家,给人类带来了严重灾难。1932年我国的一次霍乱流行蔓延23个省,发病数十万人,死亡34 000多人,情景十分悲惨。虽经全人类的奋斗战胜了天花,在部分地区使一些老传染病得到一定程度的控制,但近些年来,在全世界范围内,肺炎、霍乱、疟疾、艾滋病、埃博拉等新老病毒细菌群魔乱舞,把人类一次又一次地推向全球性传染病危机的边缘。2003 年的 SARS 又再一次把人类带入传染病的恐慌中。传染病给人类带来的危害是极其惨重的,目前传染病对人类的威胁仍然十分严峻。因此,加强传染病预防道德建设势在必行,它对于贯彻"预防为主"方针,动员全民"大卫生观念",做好传染病的防治工作,促进社会安定,民族兴旺,经济发展和两个文明建设等都有着深远的意义。

(二)传染病预防道德要求

1. *热爱本职工作,具有献身精神* 传染病预防工作本身就具有危害性与危险性,而传染病防治现场的条件和环境往往又十分艰苦。如在烈性传染病处理过程中对传染源管理与疫源地处理时,防保人员本身就有极大的可能被传染,且在疫区的工作生活条件都很恶劣,即使在平时,传染病防治工作者也要到边远的地区去工作,不计名利,必须具有吃苦耐劳为传染病防治工作献身的精神。

2. *尊重科学,审慎周密* 传染病预防工作本身具有高度的科学性,每种传染病都有自身的传播流行规律。预防保健人员必须尊重科学,严谨求实的定期或及时做好本地区各种传染病的统计分析和疫情监控,准确及时地了解和掌握各种传染源分布情况、人群免疫状况、传播途径的阻断情况以及自然因素和社会因素对该传染病流行的影响情况等,审慎周密地分析推断各种传染病的流行趋势,制定出周密可行、经济高效的传染病防治计划和措施,以防止传染病发生,危害人民健康。

3. *加强管理,防止传染病暴发流行* 对传染源早发现、早隔离、早治疗,是防止传染病传播流行的关键。而切断传播途径,保护易感人群是防治传染病传播流行的另两项有效措施。这就要求预防保健人员以对人群健康负责的精神,对传染病病人、带菌者进行严格管理,隔离治疗,对疑似患者进行详细的医学观察,不放过一个可疑病人。同时,还要严格做好随时和终末消毒及自身防护工作,避免交叉感染,处理好病人吐泻物、分泌物以及所污染的外部环境,切断传染病的传播途径。对于能用疫苗预防的传染病来说,免疫接种是预防该种传染病最经济最有效的措施。目前列入我国计划免疫预防的传染病有七种:麻疹、脊髓灰质炎、白喉、百日咳、肺结核、新生儿破伤风、乙型肝炎。在预防接种工作中,要求预防保健人员依据传染病的流行规律和特征,确定免疫对象和时间;严格掌握禁忌证;对接种反应及时处理;保证冷链系统的有效运转,确保疫苗质量;保证疫苗接种的覆盖率和接种的有效率,借以有效保护易感人群,防止传染病暴发流行。

4. *提高政治责任感,做好国境卫生检疫* 随着我国进一步的改革开放,对外交往日益频繁,再加上全球范围内外新老传染病的肆虐,加强国境卫生检疫已经成为防止某些传染病传入我国的一个重要环节。国境卫生检疫的主要内容包括:开展检疫查验、疫源检索、传染病监测、卫生监测、消毒杀虫、蒸熏灭鼠、预防接种、急救医疗等工作,以防止检疫传染病和监测传染病由国外传入或由国内流出。由于工作的涉外性,对国境卫生检疫人员提出了更高的道德要求,首先,要提高政治责任感,维护国家主权和尊严;忠于职守,保守国家秘密,严守国境检疫法规。其次,要热情友好、文明礼貌、举止端庄、不营私舞弊、不收受贿赂、不做有辱国格和人格的事。再次,要精通业务,高效工作,严守纪律,及时请示报告,时刻维护国家利益。

5. *更新知识结构,提高业务素质* 随着医学科学技术和相关学科的飞速发展,传染病的诊断、治疗、预防等新技术、新方法也日新月异,再加上全球范围内新型传染病的不断产生及老牌传染病流行规律的不断变迁。传染病预防工作者原有专业技术知识已远远不能适应目前传染病防治工作的需要。例如,病毒性肝炎十几年前只分为甲型、乙型、非甲非乙型,而如今却已分为七个亚型之多。麻疹在十多年前,绝大部分是儿童期发病,而近些年来发病年龄大大错后。在 20 多年间全球至少出现了威胁人类生命的新型传染病就有 30 余种。由此可见,要想成为一个合格的传染病预防工作者,必须不断地更新知识结构,掌握国内国外传染病防治新技术、新进展,以及各类传染病流行的新动态,不断提高自身业务素质,才能圆满完成传染病预防的伟大使命。

三、环境保护的道德要求

(一)环境保护道德的含义与历史发展

环境是人类赖以生存和发展的先决条件,它包括自然环境和社会环境。人类自诞生之日起,就与环境有着不可分割的联系,环境始终影响着人类的生存和健康。环境保护道德是指人类在保护、开发和利用环境中正确处理和调整人与人之间、人与自然之间、人与社会之间的行为规范的总和。在远古时代,人类对大自然是崇拜和畏惧的,他们害怕任何自然力量带来的灾难,在他们的眼中,自然是神圣不可侵犯的,在我国古代,人们很早就认识到保护生态环境的重要性并进行道德规劝。春秋时期,齐国宰相管仲认为不能很好地保护山林川泽的人不配做君主。在西汉时期,淮南王刘安说,先王之法,打猎的不能把野兽打尽,不猎取小的动物,不要把水排干而捕鱼,更不能烧林捕猎。每年十月前,不要在山间谷地布网捕兽;开春以前,不要人水捕鱼;立秋之前,不要进山捕鸟;冬季以前,不能进山伐林。十月之前,不要用火烧田;不要捕杀怀孕的兽类;不要到鸟巢中取鸟卵和幼鸟;鱼不长大不能捕;不满一年的猎物不要杀。古代这些朴素的生态保护思想,反映了当时对社会全体成员在生态环境上的道德要求。

随着社会的进步,人类认识自然与改造自然的能力不断增强,人类开始藐视大自然,并企图征服大自然。尤其工业革命以来,科学技术的迅速发展,使人类陶醉于“征服自然界的胜利”之中,完全以自己的利益对待自然界,过分地开发、利用大自然以至对环境的掠夺越演越烈,造成了不良后果。如滥伐森林、滥垦草场、过度捕捞和过分使用土地,从而导致自然生态破坏;不断从自然界索取更多的物质和能量,从而导致能源、水源和其他资源的危机;不断向环境排放更多的废弃物,损害自然净化能力,降低环境质量,从而威胁人类和其他生物的存在。

面对日益加剧的全球环境恶化、生态危机,人类从 20 世纪六七十年代开始猛醒与反思,并终于意识到人类必须进行一场深刻的变革,寻求并建立一种以保护地球和人类持续生存、持续发展为标志的人类新道德和人类新文明。如今,人们逐渐认识到要想从自然界获取更多的东西,首先要尊重、保护大自然。人有权利,自然也有权利,环境也有权利,彼此之间应当是平等的。保护地球,保护环境也就是保护人类自身。人们越来越认识到,热爱大自然、保护环境就是保护人类自身利益,这也是崇高的道德责任。

(二)环境保护道德的基本原则与要求

1. 环境保护道德基本原则

(1)可持续发展原则:“可持续发展”理论是 20 世纪 80 年代提出的,既满足当代人需要,又不对后代人满足其需要的能力构成危害。这一理论很快为国际社会所认可。可持续发展理论认为人类必须自觉控制自己的活动,必须合理开发和利用自然资源,协调经济开发与环境保护的关系;在经济建设的同时,要注重环境建设,保持地球上基本的生态过程和生命的维持系统,保护生物遗传资源的多样性,保证人类对生态系统和生物种的持续利用。它包括三个相互联系的持续性,即生态持续性、经济持续性和社会持续性。它表示人类对自然整体性、经济效益和社会公正的关注与追求。这一理论的提出与实施,无疑是人类进步的历史性重大转折,是人类与传统发展模式诀别、开拓现代文明的一个重要里程碑。因此,我们可以说"可持续发展"是环境保护道德的核心原则。

(2)保护生态平衡的原则:"地球是整个生物界的""人类属于自然的一部分"。动物与人类一样拥有自己的权利。但由于人类自身在发展过程中对生物资源的严重破坏,地球正面临着一场生物大灭绝的灾难。人类应更多地着眼并采取有效的社会措施,保护生物的多样性,力求使人类在与各种生物的平衡中生存,大力保护各种濒于灭绝的生物,即使对作恶多端的病源微生物也不能铲草除根。人类只有尊重自然,保护生态,与其处于和谐发展状态,才能促进人-自然-自然生态的良性循环。

(3)整体系统原则:人类是自然的一部分,人类与自然是辩证统一的整体。生态环境是一个大系统,它下面有许多的子系统,如水源、阳光、大气、森林、土壤、动物等,各个子系统并不是孤立的,而是互相联系、互相制约、密不可分的。任何一个环节发生变化,都会引起一系列的连锁反应,使其他系统发生变化,使生态环境与社会功能受到破坏,威胁人类的生存与健康。整体系统原则就是要把环境看做一个大的整体系统,要对其进行全方位的综合治理。只有全人类行动起来,环境保护和改善才能得以解决。

(4)尊重自然,力求节约原则:大自然中的任何资源都不是无限的,目前全球性生态和能源危机,充分表明人类所能做的事是极其有限的,自然环境的负荷力也是有限的。任何无限制地使用开发资源,都会造成不可挽回的损失和灾难。人类不能采取掠夺自然的"反自然"的方式生存,而只有尊重自然规律,保护资源、节约资源,有计划地合理开发,采取人与自然和谐相处的生活方式,兼顾人类生存和自然界生存的利益,实现两者的统一,保持生态平衡,才能最大限度地保护人类自身的利益。

2. 环境保护道德要求

(1)将社会长远利益放在首位:作为一名环境保护人员,要始终将维护全社会、全人类的整体利益和长远利益放在首位。不能因为某个小集体和某个地区的局部眼前经济利益,使全社会乃至全人类的整体利益和长远利益受到危害。时刻牢记维护全社会利益和全人类的长远利益,是我们义不容辞的道德责任。

(2)主动合作综合治理:环境保护工作的社会性很强,涉及全社会的各行各业、方方面面,只靠环境保护部门自己的力量很难取得满意效果。这就要求各级各地环境保护部门的通力协作,还要及时主动地与其他相关部门沟通,取得其他部门的理解和支持,尤其是要将所掌握的情况及时准确地向行政决策部门汇报,并提出治理的可行性措施,给行政决策部门当好参谋,在全社会形成对环境污染齐抓共管,综合治理,保护环境的氛围。

(3)提高全民环保意识:搞好环境保护的宣传,提高全民环保意识,是环境保护工作者的道德责任和义务。环境保护工作者要积极向全体公民尤其是厂矿企业负责人宣传环境污染的危害性及环境保护的重要性,使全民都产生环境危机感,使全民都认识到污染环境、破坏生态平衡就等于人类的慢性自杀。在全社会形成污染环境、破坏生态平衡可耻,爱护环境、保护生态平衡光荣的良好道德风尚。

(4)做好监测,严格执法:环境污染的因素和原因很多,有些污染危害期长,容易被人们忽视,造成持久的慢性毒害。因此,环境保护工作者和预防监督工作者要定期进行预防性监督监测工作。一方面不断积累可靠数据,探讨、寻找防止和治理污染的方法与措施;另一方面在监督监测工作中一旦发现污染物超过限定标准,就要依法限期治理和处罚,在执法过程中,必须以人民的健康利益为重,以法律为准绳。做到有法必依,不徇私情,坚持原则,廉洁奉公,对社会负责。

案例分析

叶欣,是广东省中医院二沙分院急诊科护士长,她热爱自己的职业,在急诊科一干就是 23 年。每当抢救危急病人时,她总是一马当先,冲锋在前,日夜忙碌,无私地奉献着。

2003 年 2 月,广东省中医院二沙急诊科就开始收治确诊或疑为"非典"的病人,最多时一天 5 人。面对危重传染病人,她身先士卒,有时为了不让太多人介入,甚至关起门来抢救,没有人能确定叶护士长是在哪一天、哪一次接诊病人时感染到非典型肺炎的。每次有疑似或者确诊病人送到科里,她和急诊科主任就身先士卒,主动承担起繁重的医护工作。"我已经给这个病人测过体温、听过肺、吸了痰,你们就别进去了,尽量减少感染机会。"在迎战"非典"的日子里,这番话令很多年轻护士落泪。极度疲倦的叶欣开始出现发热症状,后确诊染上了"非典"。2003 年 3 月 25 日,就在叶欣最后所抢救的、也是传染给她"非典"的那位病人健康出院后不到一个星期,叶欣永远离开了她所热爱的岗位、战友和亲人。那年,她才 47 岁。"大医精诚"正是叶欣一生的写照,"精"于专业,"诚"于品德。

每两年评选一次的南丁格尔奖章,是国际医学界对护士的最高荣誉和褒奖。虽然申请时已经超过了规定的最后期限,但是叶欣的突出贡献和她对抗击"非典"战役的鼓舞作用,让红十字国际委员会破例接受。2003 年 5 月 12 日,红十字国际委员会授予叶欣南丁格尔奖。叶欣,用她的生命践行了南丁格尔的名言:"在可怕的疾病与死亡中,我看到人性神圣英勇的升华。"

请问你从叶欣的事迹中受到哪些启示?

思考题

1. 什么是护理道德?它的基本要求是什么?
2. 临床护理的道德要求是什么?
3. 试述预防医学的含义、特点及道德原则。
4. 何谓环境保护道德?试述环境保护道德的基本原则和要求。

第9章 初级卫生保健与公共卫生道德要求

"人人享有卫生保健"是全球性的卫生战略目标,是我国社会经济发展总体目标的组成部分。因此,学习初级卫生保健道德要求对于医务工作者来说,具有十分重要的意义。

第一节 初级卫生保健概述

一、初级卫生保健的含义和内容

初级卫生保健是指对居民实施的最基本的、人人都应享有的、体现社会平等权利的、人民群众和政府都能负担得起的卫生保健服务,也称基本卫生保健。初级卫生保健的基本目的是:在政府领导和各有关部门的协作支持下,在"大卫生观"和"大健康观"的指导下,充分依靠社区和群众参与,贯彻预防为主、防治结合的方针。利用有限的卫生资源,发挥最大的社会效益,达到人人健康的目标。

初级卫生保健是一种综合性卫生服务,其内容因不同国家、地区或居民团体而有所不同。一般认为,应包括四个方面的内容和八项具体工作。

1. 四个方面的内容

(1)促进健康:保持良好的生活方式,加强自我保健能力,增强体质和保持心理健康。

(2)预防疾病:在发病前期采取综合性预防措施,重视病因预防,防止发生疾病。

(3)治疗疾病:在发病初期采取措施,控制疾病继续发展,早期诊断,早期治疗。

(4)康复:病人的症状和体征已经出现,要采取措施防止并发症和造成残疾,尽快促进康复。

2. 八项具体工作

(1)针对当前存在的主要卫生问题及其预防、控制方法开展宣传教育。

(2)改进食品卫生,增加食品供应和增强合理的营养。

(3)提供安全卫生的饮用水和清洁的卫生环境。

(4)开展妇幼保健及计划生育工作。

(5)开展各种主要传染病的预防接种。

(6)地方病的控制和预防。

(7)常见病和外伤的恰当处理。

(8)提供基本药物。

1981年世界卫生组织在"2000年人人享有卫生保健"的全球战略文件中,对上述八项内容予以充实,增加了"使用一切可能的方法,通过影响生活方式,控制自然、社会和心理环境来预防和控制非传染性疾病,促进精神卫生”,并将工业发展所致的慢性病以及肿瘤、外伤、精神卫生都纳入其中。

二、初级卫生保健的实施

1. 各级政府在政治上和财政上积极支持初级卫生保健。事实上,初级卫生保健首先要取得各级政府的支持,承担政治义务,并成立有主要领导参加的专门机构来领导、部署和协调初级卫生保健工作。

2. 基础背景资料的调查研究。由专业人员组成专门的调查小组,收集有关社区卫生状况的基础资料,为计划与评价提供科学的依据。

(1)社区的一般情况:人口数及结构;耕地面积;工农业总产值;财政收入,人均收入;地理位置,交通及文化情况等。

(2)卫生事业的基本情况:卫生医疗结构的数量和分布,卫生资源状况(包括人力、财力、设备和房屋等)。

(3)有关健康的基本情况:主要疾病的发生、流行和防治情况;儿童生长发育状况;居民的生活及劳动条件;人口出生、死亡和死因等资料。

3. 制定行动规划。根据基础资料的调查和居民的要求以及可得到的卫生资源,制定不同时期的卫生保健目标、开展项目及具体的实施方案。

4. 建立和健全卫生保健网。

5. 建立初级卫生保健的管理程序和工作制度。

三、初级卫生保健工作的评价指标

世界卫生组织为了检查“人人享有卫生保健”全球战略在各国的进展情况,曾提出了以下评价全球卫生策略实施情况的 12 项指标。

1.“人人享有卫生保健”策略已得到政府认可作为官方政策,并以国家领导人发表宣言的形式承担义务,分配足够资源,社区积极参加,建立国家卫生发展的组织体系及管理程序。

2. 已建立了吸收人民群众参加基层卫生保健的计划与实施的机构,能广泛听取人民群众的要求与意见,各级社团的代表积极参加,卫生决策权下放到各级行政机构。

3. 至少有 5% 的国民生产总值用于卫生保健。

4. 有一个适当比例的卫生经费用于地方卫生保健。

5. 卫生资源分配公平,即不同地区、不同人群能按人口平均分配卫生资源。

6. 发达国家的卫生经费中至少有 0.7% 转拨给不发达国家,用以支持它们的“人人享有卫生保健”战略。

7. 全体居民都得到基层卫生保健,至少达到:①在家中或步行 15 分钟的距离内,有安全饮水及适当的卫生设备;②做抗白喉、破伤风、百日咳、麻疹、脊髓灰质炎和结核病的免疫接种;③在步行或坐车 1 小时行程距离以内有当地卫生保健机构,包括得到至少 20 种基本药物;④有经过培训的人员接生及 1 岁以内儿童得到护理工作。

8. 儿童营养状况相当于:①至少 90% 新生儿的出生体重达到 2500g。②至少 90% 儿童的体重符合其相应年龄的体重标准。

9. 婴儿死亡率降到5%以下。

10. 平均期望寿命在60岁以上。

11. 成年男女的受教育率在70%以上。

12. 人均国民生产总值超过500美元。

我国依据自己的农村发展规划,参照世界卫生组织提出的全球卫生目标,从实际出发提出了我国农村实现初级卫生保健指标的最低限度标准,大体统一了全国农村不同地区(贫困、温饱、宽裕、小康地区)初级卫生保健发展的进程。

第二节　初级卫生保健的特点与道德要求

一、初级卫生保健的特点

(一)群体性

初级卫生保健服务对象是居民群体,即一定区域的人群整体。初级卫生保健的各项基本内容,如改进食品卫生,增进食品供应和增强合理的营养、提供安全卫生的饮用水和清洁的卫生环境、开展传染病的计划免疫工作、精神心理、生活方式与行为因素对健康的影响等,都是以群体为其工作对象的。

(二)社会性

影响居民健康和危害居民生命的致病因素是综合性的。随着医学模式由过去单纯的生物学模式发展为生物-心理-社会医学模式。初级卫生保健已经从对疾病的医疗扩大到预防疾病,从生理扩大到心理,从医院内部扩大到医院外部,从技术服务扩大到社会服务,使初级卫生保健工作具有广泛的社会性特点。

(三)预防性

初级卫生保健强调预防为主。主要任务是预防和保健,为增进健康服务,把卫生工作从防治疾病扩展到人群的健康监测,提高人群的素质和质量,使之包含有更深刻的内涵、广泛的领域及更为重要的地位,这也是其一个显著的特点。

(四)适宜性

初级卫生保健重视适宜技术和综合利用。在开展初级卫生保健服务中,所采用的技术、方法、药物、设备等,以及使用这些技术的方法、药物、设备的人应当是适宜的,即该技术在科学上是可靠的,使用的人和接受的人也欢迎这种技术。这种技术必须与当地的社会、经济、文化相适应,简便易行,以便当地居民能够理解,负担得起,并能够接受。另外,初级卫生保健还要求有足够的适宜的卫生人力资源。所谓适宜的卫生人力资源包括居民团体卫生工作者、传统医药工作者、专业卫生工作者及家庭成员等。

(五)长期性

初级卫生保健不论从世界范围来看,还是从我国目前状况来看,面临的任务都是相当艰巨的,决非朝夕之功可成。为完成"人人享有卫生保健"这一全球性的卫生战略目标,从医疗卫生保健机构到卫生专业人员,从社区到每个居民,建立起一个完整的社会医疗保健体系,从而保证初级卫生保健各项工作的实施,这是一项长期的工作,需要我们进行长期、不懈的努力。

二、初级卫生保健工作的道德要求

从初级卫生保健的特点可以看出：初级卫生保健的实质是强调卫生保健的社会化与生产的社会化同步发展，强调卫生资源的公正分配和合理使用，以实现健康与生产的相互适应与促进，这无疑是对传统医学人道主义的升华与扩展，也是决定初级卫生保健道德的基础。初级卫生保健的基本道德要求，既有对居民的要求，也有对医务人员的要求。对医务人员的道德要求主要有：

（一）保护尊重服务对象平等的健康权利

居民的健康利益是初级卫生保健工作的出发点和落脚点，公正合理、保护尊重服务对象的人格和其平等享受医疗保健的权利，是初级卫生保健工作者的道德责任。在初级卫生保健工作中，不能以服务对象的职业、社会地位、文化程度、风俗习惯、宗教信仰而异，也不能以服务对象家庭的经济水平、居住条件、卫生面貌、距离远近、交通状况而取舍。要防止卫生资源分配不合理的现象，要避免将复杂、昂贵的医疗技术集中使用在少数人身上，要保证广大城乡居民都能得到应有的医疗救护和卫生服务，要把较多的卫生资源放在那些不易得到卫生服务的广大农村、边远山区的贫困群众身上，保证他们得到应有的健康权利和健康服务。

（二）文明礼貌，主动精心为人民健康服务

初级卫生保健的重点是保证人群的健康，其服务形式是多种多样的。医生和病人接触的机会不仅在医院，还扩展到家庭、社会，要经常走家串户，向服务对象提供预防、医疗、康复、健康指导等卫生保健知识和服务，这就要求初级卫生保健工作者要有“仁爱救人，一心赴救”的思想，礼貌待人，文明服务，主动精心为人民的健康而积极工作。

（三）热爱专业，默默奉献，甘当无名英雄

初级卫生保健工作需深入社区、深入家庭，为居民服务，工作条件比较简陋，工作任务艰巨，而且其工作对象是社会群体，产生社会效益的周期长，不像临床医疗那样病人痊愈后有明显的工作成效。因此，初级卫生保健人员不仅要有战胜各种困难的坚强意志，不畏艰难险阻，为保障人民的身心健康而尽职尽责，竭诚服务，还要热爱本职工作，甘当无名英雄，认识这项工作是一项为千家万户谋利益、谋幸福的崇高事业，甘当人民健康的卫士，抛弃虚荣心理和私心杂念，以保护人民健康为己任，脚踏实地、任劳任怨地工作，默默无闻地奉献自己的光和热。

（四）作风严谨，刻苦钻研，对技术精益求精

作风严谨，刻苦钻研，对技术精益求精，是初级卫生保健应具备的良好道德标准。初级卫生保健人员常常需要独立进入社区和居民家庭进行工作，工作环境比较复杂。因此，应以科学的态度和认真负责的精神开展工作，技术操作要符合规范，谨防交叉感染；各种服务项目要落到实处，杜绝弄虚作假；对于担负卫生监督、卫生执法工作的要秉公而行，不能徇私枉法；同时应该刻苦学习，使自己具备以初级卫生保健工作为中心的多学科的广博知识和技能，如人文学科、预防保健、各种相关法规等，还要不断更新自己所学的知识，主动吸收新理论、新技术，以便更好地为人民健康做出自己的贡献。

第三节　健康教育

一、健康教育的含义与特点

(一)健康教育的含义

根据世界卫生组织对健康的定义:“健康是一种身体上、精神上和社会上的完满状态,而不是没有疾病和虚弱的现象。”作为医务人员不仅仅要善于诊治人们躯体上的疾病,还要善于从心理因素和社会环境方面全面考察和防治疾病。

所谓健康教育,就是有目的、有计划、有组织地向人民群众传播卫生保健知识和技术,帮助个人和群体改变卫生观念,自愿地采纳有利于健康的行为教育活动或过程。

初级卫生保健在向“人人享有健康”这一伟大目标迈进过程中,不仅要有高度发展的医疗卫生服务相伴,更需要增强人们的健康意识。尤其在我国农村,大多数农民刚解决温饱问题,生活还不富裕,科学文化水平较城市低。另外,由于各种环境因素影响,不少人缺乏良好的卫生习惯,一些疾病严重地危害广大人民群众的健康。因此,要保持和促进每个人的健康,不能只依靠生物化学的治疗方法,更重要的是要取得个人、家庭、社会的全面合作。其中最重要的一个环节就是实行健康教育,使每个人都能自觉地实现自我保健。

由此可见,从事初级卫生保健的医务人员,在防病治病过程中开展健康教育、普及卫生科学知识,增强人们的健康意识,提高广大群众的自我保健能力,使广大群众自觉地搞好卫生防病,达到健康长寿的目的。这是实现初级卫生保健非常重要的工作,也是医务人员义不容辞的道德责任。

(二)健康教育的特点

1. *潜效性*　健康教育所产生的效益,大量是间接的、潜在的。美国学者对7000名45岁以上成年人随访五年半的调查研究表明,很多慢性退行性疾病是可以预防的,只要人们经常做到以下七项卫生习惯中的六项或七项,可以比只做三项或不到三项的人平均寿命长11年,这就是:①每晚睡7~8个小时;②一日三餐,不吃零食;③每天吃早餐;④控制体重,保持正常状态;⑤适量运动,每周有2~3次锻炼活动;⑥不吸烟;⑦饮酒适量。美国人近年来因心脏病死亡的人数大幅度下降,这与他们通过健康教育唤起人们重视自我保健直接有关。而我国,一些地方尚存在着几千年来遗留下来不良的卫生习惯和有害于健康的生活方式,如喝生水、吃生肉等。如果通过健康教育,使人们养成良好的生活习惯,就可以减少或避免病从口入,使许多疾病得以控制,给社会带来益处。这些益处都是潜在的,但确实是存在的。

2. *多效性*　人们的身心健康是和人们的社会生活密切相关的,身体健康可产生巨大的连锁反应。因此,健康教育具有多效性。如人们掌握了优生优育知识,就可以得到以下一些效果:先天性缺陷儿减少,由此可使社会的生活资料、能源、交通、教育等费用的支出减少,并可以减少给家庭带来的经济和精神上的负担等。反过来,这种负担的减轻,又给人们的身心健康带来极大的益处。可见,由于人的健康与社会、经济、文化的密切关系,使健康教育的结果具有多效性倾向。

3. *经济性*　虽然健康教育从表面看只有投入,没有产出,实际上其经济效益是十分巨大的。有人曾做过这样的比喻,说临床上医生一张处方只能治疗一个人的疾病,而健康教育一张处方则可以维护千百个人的健康。我国卫生经济学家曾指出:“如果卫生部门的医务劳动,使我国物质生产部门的全体劳动者在一年内避免因病缺勤 4 天,那么,他们在 4 天内创造的财富就相当于国家每年给卫生部门的经费和投入。”因此,健康教育投资是“一本万利”,具有极大的经济效益。

二、健康教育的基本原则

健康教育同其他教育一样,需要遵循人类的认识规律和现代教育的学习原则。

1. *科学性*　健康教育无论正面宣传还是反面举例,都要求实事求是地真实反映事物原貌。传授科学知识,不能有半点夸张和丝毫含糊,否则会影响科学的威望。

2. *针对性*　健康教育要在调查研究的基础上,针对主要疾病的危害及其有关行为,有的放矢地宣传卫生知识,提高人们的健康意识和培养卫生习惯的自觉性。

3. *启发性*　健康教育不能依靠强制手段,而要发现人们的健康行为,加以肯定和巩固;发现人们的不健康行为加以矫正,鼓励行为改变;启发自觉的健康意识,培养卫生习惯。

4. *直观性*　形象教育是对人群做健康知识宣传简捷有效的手段,也是现代健康教育的一个标志。直观教育,特别是运用电教手段,有利于提高人群的接受兴趣、理解能力,而且有多快好省的传播效益。

5. *规律性*　现代教育要按照不同人群的认识、思维和记忆规律来进行。健康教育同样需要从简到繁,从已知到未知,逻辑地推理前因后果,理解地记忆各种卫生保健知识。

6. *灵活性*　健康教育对象的学识、能力、个性、嗜好千差万别,这就需要按不同层次,实施不同教育内容和教育方法。

三、不同人群的健康教育

健康教育由于教育对象的不同,教育内容也随之变换(表 9-1)。现代健康教育是根据健康问题特征和角色变化,提出各种形式的健康教育。

表 9-1　大众、学校和医院健康教育的不同功能要素表

	大众健康教育	学校健康教育	医院健康教育	
			直接	间接
针对人群	按特定健康相关因素,判定危险人群	在校青少年人群(5~18 岁)	专业保健人员和部门	病人和家属
教育目的	解决高危人群问题	健康促进和疾病预防	临床医疗以外的保健	
教育方式	常规非强制式教育	强制式教育	随机教育	自觉接受教育
环境	社会整体	学校(或班级)体系	保健人员和医疗科室	
促发因素	公共卫生问题	法定入学健康要求	专业医院病人在维护健康和抵御疾病方面对辅助教育的需要	患病
	社会成员对健康促进的兴趣	疾病、卫生知识评比		

(一)学校健康教育

我国人口中青少年占53.26%,学校健康教育是重点。青少年具有知识接受能力强、行为可塑性大的特点,学校健康教育能充分发挥学校教育正规化、科学化和集中化的优势。通过教学渠道,向学生传授卫生知识,使他们建立起健康的生活方式。因此,学校健康教育的主要内容包括:

1. *人体基本知识* 通过人体基本知识教育,建立科学的人体概念,如人体生理、人体解剖、人类生存环境和人类健康与疾病等知识。

2. *培养卫生习惯* 培养卫生习惯和建立科学文明的生活方式,如宣传吸烟、酗酒、饮食、睡眠不规律等不良习惯的危害,培养学生合理膳食,保护视力和牙齿的健康习惯。

3. *公共卫生教育* 配合伦理道德教育,培养公共卫生道德,参加爱国卫生运动和红十字会活动。

4. *公共安全知识* 进行交通安全、劳动安全、生活安全的教育。学习急救护理,现场搬运、止血和人工呼吸等方法以及烧伤、脑缺血、中暑处理等知识。

5. *青春期教育* 青少年性发育成熟,伴随着许多心理变化的自然生理过程。随着青少年生理成熟提前和社会自立后移,性教育成为与智育和体育同样重要的课题。学校性教育要适宜非成年人的角色,着重于基础知识和性道德的教育。重点包括:①青春期的含义;②男女生殖器官的解剖知识;③性生理发育的特殊问题(手淫、遗精、月经紊乱和痛经等);④性生理发育过程和第一、第二性征;⑤正常性冲动和早恋的危害;⑥生育原理和青少年妊娠;⑦性道德教育。

6. *心理卫生教育* 要塑造学生的健康人格,引导他们学会如何保持愉快的情绪,妥善处理社会、家庭和个人的烦恼,协调好人际关系,养成文明的心理素质、健康的竞争心理和抵御挫折的能力。学校心理卫生重点要抓初入学的儿童教育和青春期教育。学龄儿童由家庭进入学校后,社会环境及生活环境发生变化,是催化性格塑造的"复型期";由少年走向成年的青春期,是生理、心理和行为成型的"定型期"。要加强青少年社交的心理指导,预防变态心理及越轨行为。

(二)大众健康教育

大众健康教育的范围包括整个社会。教育对象的年龄、性别、职业和文化水平各异,大众健康教育在全面促进人群健康的前提下,必须根据不同对象的知识需要和接受能力,建立不同的教育内容和方法。

1. *疾病预防教育* 进行疾病预防教育,就是让人们了解疾病发生发展及转归的科学知识,懂得如何从病因预防入手,控制疾病,懂得经济、合理、有效地寻求医疗保健措施,做到疾病早发现、早治疗、早康复。

开展疾病预防教育,贯彻预防为主的方针具有重要的战略意义。疾病预防教育可分为三个层次:

(1)初级卫生保健教育:包括普及预防传染病及常见病的知识;普及计划免疫知识;宣传健康生活方式,加强自我保健的能力。

(2)二级预防保健教育:要扩展社区自我保健,培养预防为主的防病意识,争取疾病早期发现。

(3)三级预防保健教育:对病人、伤残者及其家属要进行防止伤残的教育,争取病患早日康复。

2. 职业卫生教育　现代社会大生产带来一系列健康危险因素，形成职业高危人群。职业卫生教育的主要对象为工矿企业职工，针对生产性危害因素开展对职业病、意外事故的预防教育。内容包括：劳动心理卫生和安全教育；职业性中毒和意外伤害的救助知识；职业病预防和诊治；环境保护法制及综合治理知识教育。

3. 妇幼保健教育　妇幼保健知识不仅是妇女健康的需要，也是保证下一代健康成长的需要。包括：

(1)妇女四期保健知识：月经期的生理机制及卫生保健；妊娠正常表现及异常孕期卫生和胎儿监护；围生期教育及婴儿哺养知识；更年期综合征治疗和预防。

(2)新婚知识：婚前咨询及体检；性生活及卫生教育；计划生育和避孕方法指导；优生优育；《中华人民共和国婚姻法》和性道德教育。

(3)妇女病防治知识：常见妇女病病因及预防知识；自我检查指导；培养健康生活习惯。

(4)妇女特殊身心问题咨询：月经初潮卫生指导；经前期紧张综合征的心理调节；怀孕、分娩的情绪控制和心理预防；流产后精神创伤的医治；绝经后的身心适应。

(5)科学育儿知识：孕期营养和禁忌；婴儿喂养知识；婴儿生长发育及常见病防治；小儿智力开发及卫生习惯培养。

4. 计划生育教育　计划生育是一项政策性、科学性都很强的工作，主要教育内容如下。

(1)转变生育观念，破除“多子多福”的传统意识，树立优生优育的生育观。

(2)宣传《中华人民共和国婚姻法》和计划生育政策，提倡晚婚晚育。

(3)普及计划生育知识和技术。

(三)医院健康教育

医院健康教育利用得天独厚的有利条件，普及疾病防治知识，同时又能根据病人及家属对医疗保健知识的需求，不失时机地向他们传授相关知识，解释病情，灌输自我保健知识。这种强烈动机与高度权威相结合的健康教育，可以有效地建立病人的健康信念。

医院健康教育的形式灵活多样，如“随诊指导”“保健医嘱”“教育处方”“咨询门诊”等。常见教育内容如下。

1. 常见病防治知识。
2. 传染病疫情报告和预防知识。
3. 求医常识辅导。
4. 培养病人自我保健能力。
5. 伤残人身心康复指导。

四、健康教育的道德要求

(一)充实知识，完善自我

健康教育的中心问题是转变人们对健康与疾病的有关态度和行为。人们的行为既受生物学规律的支配，也受心理学和社会学规律支配。广大医务工作者要肩负起健康教育的重任，必须掌握生物-心理-社会三个方面的相应知识，而后两个方面的内容正是现在我们医务工作者的知识结构中需要充实的内容。具体就是：

1. *健康观念的转变* 随着社会的发展和医学的进步,人类健康需要不断提高,医学的使命已由传统维护生命的目标,迈向完善、延长生命,提高生命质量的新目标,诸如优生、优育、优教、健康长寿等,医务人员只有改变传统的健康观,才能适应社会发展的需要,适应健康教育的需要。

2. *知识要广泛* 医务人员要做好健康教育仅懂得生物医学知识是不够的,必须加强横向知识的学习、联系和渗透,以完善、提高自身的职业道德素质和科学技术水平,并能从思想、道德、社会经济、文化、医疗、心理、生活等多方面为群众服务。

(二)因地制宜,讲求实效

不同地区的经济、文化教育发展不平衡,不同地区的风俗习惯各异,给健康教育工作带来很多的困难。因此,要求医务工作者在开展健康教育时,应当因地制宜,讲究实效。要尊重当地的风俗习惯,针对不同地区、不同人群、不同民族、不同宗教信仰、不同经济文化层次等特点,进行正面、启发引导式的教育,切忌想当然,强加于人,更不可搞“一刀切”。健康教育既要注意多面性、适用性,力求与经济、文化发展相辅相成,又要注意形式与内容的统一,尽可能多地采用示范教育,鼓励群众参加,使人们看得见、摸得着、学得会、有效果。

(三)从我做起,言传身教

开展健康教育,不仅要求医务人员的健康教育理论讲授科学正确,而且要求医务人员身体力行,做到知行统一,言行一致。俗话说:“身教重于言教”“说了千万遍,不如做一遍”。从我做起,言行一致是一种无声的教育,对受教育者有强大的影响力和持久的感染力。如保持工作环境的整洁、美化,工作室窗明几净,光线充足,空气清新,井然有序,会使被教育者耳目一新。再如吸烟是许多慢性病患病率增高的重要因素,因此宣传戒烟、劝阻吸烟与控制吸烟是健康教育的重要任务。试想,如果我们医务工作者在日常医疗中一面宣传吸烟的危害性,一面自己却吞云吐雾,那又会是一种什么结果呢?从我做起,还要求我们医务工作者在工作中,要严格遵守操作规程,防止病人交叉感染,要杜绝“前门治病救人,后门放毒害人”不道德现象的发生,特别是接触传染病的初级卫生保健工作人员更应该注意。

第四节　公共卫生概述

一、公共卫生的含义

公共卫生是通过评价、政策发展和保障措施来预防疾病、延长人的寿命和促进人的身心健康的一门科学和艺术,它关系到一国或一个地区人民大众健康的公共事业,具体内容包括对重大疾病尤其是传染病(如结核、艾滋病、SARS、禽流感、甲型 H1N1 流感等)的预防、监控和医治;对食品、药品、公共环境卫生的监督管制以及相关的卫生宣传、健康教育、免疫接种等。

公共卫生服务是一种成本低、效果好的服务,但又是一种社会效益回报周期相对较长的服务。在国外,各国政府在公共卫生服务中起着举足轻重的作用,并且政府的干预作用在公共卫生工作中是不可替代的。许多国家对各级政府在公共卫生中的责任都有明确的规定和限制,以有利于更好地发挥各级政府的作用,并有利于监督和评估。

公共卫生不是通过具体的临床医疗活动,而是通过制度、政策的制订和实施,通过健康教育、改善环境等社会性的措施，达到控制传染病、慢性病和其他疾病在人群中的传播、流行的目的，促进人们整体上健康水平、身体素质的提高。因此，公共卫生措施、活动不是临床的医疗、护理活动，开展的区域不在医疗卫生机构，而在社区、社会的层面上；它针对的对象不是个体的病人，而是针对一个社区、地区乃至整个社会的人群；它的措施手段不是医疗性的而是社会性的；它的实施主体不仅是医务人员，还包括社会工作人员、政府机构人员等各领域的人员；它的目的不是治疗疾病，而是防止、控制疾病在人群中的蔓延、传播。所以，公共卫生具有以下特点：①公共卫生是一种制度、学科和实践活动。②成本、效果、回报周期。公共卫生服务成本低、效果好，但它的社会效益回报周期相对较长。③最终目标和着眼点。公共卫生的最终目标是从整体上促进人们健康水平的提高，着眼点是人群，服务、研究都以人群、社区为对象。④公共卫生的实质要体现在公共政策上，政府的调控和干预发挥关键性作用。⑤公共卫生在很大程度上是一个社会问题而非技术问题，具体实施中将涉及社会的各个层面，因此应加强部门间的协作和社区参与。⑥公共卫生工作人员需要多学科人员共同参与。

二、公共卫生范畴

根据国家原卫生部《国家基本公共卫生服务规范（2011 年版）》中的描述，目前在国内展开的基本公共卫生服务为 11 项，分 3 个方面进行阐述。

1. 针对全体人群的公共卫生服务任务，如为辖区常住人口建立统一、规范的居民健康档案；向城乡居民提供健康教育宣传信息和健康教育咨询服务。

2. 针对重点人群的公共卫生服务，如为 0~36 个月婴幼儿建立儿童保健手册，开展新生儿访视及儿童保健系统管理；为孕产妇开展至少 5 次孕期保健服务和 2 次产后访视；对辖区 65 岁及以上老年人进行健康指导服务。

3. 针对疾病预防控制的公共卫生服务，包括为适龄儿童接种乙肝、卡介苗、脊髓灰质炎、流感等国家免疫规划疫苗；及时发现、登记并报告辖区内发现的传染病病例和疑似病例，参与现场疫点处理，开展传染病防治知识宣传和咨询服务；对高血压、糖尿病等慢性病高危人群进行指导，对确诊高血压和糖尿病患者进行登记管理，定期进行随访；对重性精神疾病患者进行登记管理，在专业机构指导下对在家居住的重性精神疾病患者进行治疗随访和康复指导。

三、公共卫生的道德要求

一般的医学伦理学研究是以临床医疗活动为中心所产生的道德问题、道德现象，公共卫生伦理研究的则是公共卫生领域、活动中的道德问题、道德现象。

（一）公共卫生伦理基本原则

美国公共卫生学会提出的 12 条“公共卫生伦理实践的原则”得到公认。

1. 公共卫生应当从原则上强调疾病的根本原因和健康要求，以预防对于健康的不良后果。

2. 公共卫生应以一种尊重社会中个人权利的方式来促进社会社区人群的健康。

3. 公共卫生政策、方案和优先性的提出与评价，应当通过一系列的步骤措施来确保社会社区成员都有参与的机会。

4. 公共卫生应当提倡和努力赋予每一个社会成员基本的健康资源和必要的健康条件。

5. 公共卫生应当为有效地实施政策寻求相关信息,以保护和促进健康。

6. 公共卫生机构应当为社会社区提供其所拥有的信息。

7. 公共卫生机构应当基于其拥有的信息,在公众赋予的资源和授权的范围内及时采取行动。

8. 公共卫生方案和政策应当把各种取向整合起来,预先考虑到和尊重社会中价值观、信仰和文化的多元性。

9. 公共卫生的方案和政策应当以最能促进自然和社会环境的改善的方式来实施。

10. 公共卫生机构应当保护个人或社区的信息,除非能证明不公开会给公众或社会带来重大伤害,否则就不应公开。

11. 公共卫生机构应当保证自己的从业人员是能够胜任本职工作的。

12. 公共卫生机构和其从业人员应当联合起来,为建立公众的信任和体制的有效运转而共同努力。

(二)公共卫生伦理原则框架

1. 公平原则。

2. 为了公众的(集体)利益,同时兼顾个人利益的原则。

3. 团结互助原则。

4. 多部门合作和协作原则。

5. 责任分担原则。

6. 保护弱势人群原则。

7. 信息透明和公开原则。

(三)从 SARS 教训中总结出来的伦理原则

国外学者从 SARS 的教训中总结出以下 10 条伦理原则:个人自由原则、保护公众不受侵害原则、比例关系原则、互惠原则、透明原则、隐私原则、保护社区名誉不受损害原则、提供医护责任原则、平等原则和团结协作原则。

在预防医学和公共卫生实践中,预防医学工作者经常遇到的困惑是如何协调个人隐私的保护和公众的知情权的矛盾。比例关系原则认为,只有在不公布个人隐私就会对公众健康产生更大侵害的情况下,才公布个人信息;或只有在被隔离者违反隔离命令时,他的照片和姓名等信息才被公布。

四、应对突发公共卫生事件的道德要求

(一)突发公共卫生事件的含义及特征

1. 突发公共卫生事件的含义　突发公共卫生事件主要是指突然发生并造成或可能造成社会公众健康严重损害的重大传染病疫情、群体不明原因疾病、重大食物和职业中毒以及其他严重影响公众健康的突发事件。从广义说,突发公共卫生事件的范畴主要是指重大急性传染病暴发流行,群体不明原因疾病、新发传染病,预防接种群体性反应和群体药物反应,重大食物中毒,重大环境污染,急性职业中毒,放射污染和辐照事故,生物、化学、核辐射恐怖袭击,重大动物疫情,以及由于自然灾害、事故灾难或社会治安等突发事件引发的严重影响公众健康的卫

生事件。突发事件可分为特别重大（Ⅰ级）、重大（Ⅱ级）、较大（Ⅲ级）和一般（Ⅳ级）四级，依次为红色、橙色、黄色、蓝色进行预警标志。

2. 突发公共卫生事件的特征

（1）突发性：突发公共卫生事件多为突然发生、突如其来、难以预见。

（2）多发性：突发公共卫生事件种类多、频率高。

（3）危害严重性：突发公共卫生事件一旦发生，可对公众健康和生命安全、社会经济发展、生态环境等造成不同程度的危害。

（4）公共属性：突发公共卫生事件所危及的对象不是特定的人，而是不特定的社会群体，所有事件发生时在事件影响范围的人或其他动物种群都有可能受到伤害。

（5）连锁反应性：突发公共卫生事件也会产生心理危机，引起恐慌情绪和混乱局面，并产生"涟漪现象"。如1986年10月英国的疯牛病导致公众对牛肉的恐慌；2003年SARS期间出现抢购米、面、油等生活用品现象；2011年，日本地震以及随之而来的巨大海啸，造成福岛核电站发生严重核泄漏事故及爆炸，进而让世界产生核恐慌，多国出现抢购潮等。

（6）事件处理的综合性和系统性：许多突发公共卫生事件不仅仅是一个公共卫生问题，还是一个社会问题，涉及范围广。突发公共卫生事件的处理涉及多系统、多部门，政策性很强，必须在政府的领导下，才能最终恰当应对，将其危害降低到最低程度。

（7）国际互动性：伴随着全球化进程的加快，国际交往越来越密切，突发公共卫生事件的发生具有一定的国际互动性。经济全球化，人员、物资大流通的同时，也带来了疫情传播的全球化。

（二）应对突发公共卫生事件的道德要求

1. 忠于职守、加强协作　突发公共卫生事件发生后，医疗卫生机构和医务工作者应当服从突发事件应急处理指挥部的统一指挥，相互配合，相互协作，集中力量开展相关的工作。医疗机构应当对因突发事件致病的人员提供医疗救护和现场救援，对就诊病人必须接诊治疗。医务工作者作为法定责任疫情报告人应依法及时报告给所在地的疾病预防控制机构，并对传染病病人进行隔离治疗，对其密切接触者立即采取医学观察和有效的防护措施，防止自身交叉感染和污染。同时要认真书写详细、完整的病历记录，对需转送的病人，应当按照规定将病人及其病历记录的复印件转送至接诊的或者指定的医疗机构。另外，医务工作者还应当团结协作、群防群治，不仅协助做好疫情信息的收集、报告及人员的分散隔离、公共卫生预防措施的落实工作，还要利用一切手段向人们宣传科学、有效的传染病防治的科学知识和措施。任何松懈、怠慢、相互推诿、敷衍搪塞等不负责任的行为，都可能导致危害事件的蔓延和扩展，造成非常严重的后果。

2. 沉着应对、科学处置　面对突发性公共卫生事件，医务人员要沉着应对、科学处置。在各自的岗位上，通过加强对检测方法、防治药物、防护设备及疫苗、病原体的潜心研究，充分发挥科学技术的作用，最终战胜威胁人类生命与健康的灾难性疾病。

3. 知难而上、无私奉献　突发公共卫生事件发生后，医疗环境非常危险而又异常艰苦，这就需要我们广大医务工作者发扬在抗击SARS中的"白衣天使精神"，即使在自身生命安全和健康利益受到威胁时，也始终能够以社会利益和患者利益为重，勇于克服困难，临危不惧、沉着应对、无私奉献，充分发挥自己的专业技能和聪明才智，竭尽全力维护人民群众的生命安全。任何背离医学工作者的崇高职责、贪生怕死、害怕自身感染而遗弃伤病员或人为延误救治的行为都是应受到法律惩罚和道德谴责的行为。

案例分析

上海市青浦区华新镇社区卫生服务中心自2012年开始,积极推行家庭医生制服务。根据华新镇的镇情,独创了家庭医生团队式、户籍制服务新模式,简称为“12345”服务模式。此模式为:一是1个团队,每个家庭医生团队由1名全科医师、1名公卫医师、1名社区护士、1名乡村医生组成。二是2份公约,一份《家庭医生服务承诺书》和一份《家庭医生服务十项细则》。三是3固定和3统一,家庭医生团队服务定时、定人、定点;家庭医生统一着装、统一胸卡、统一服务电话。四是家庭医生绩效考核注重四个率,居民对家庭医生的知晓率、满意率、签约率、服务率。五是家庭医生的5个工作制度,即《社区诊断》《服务协议》《家庭医生工作室规范》《家庭医生服务内容》、《中医药服务进社区》5个工作制度。通过“12345”服务模式的推行,目前家庭医生制服务已经覆盖了华新镇的所有自然村和居委会,户籍人口健康档案建档率达到93.35%,外来常住人口建档率达到71.20%。此外,社区卫生服务中心还建立了具有浓厚中医文化底蕴的“中医健康馆”,在“治未病”和疾病康复中发挥了重要作用。

请问华新镇社区卫生服务中心的做法对你有何启示?

思考题

1. 初级卫生保健的含义和内容是什么?
2. 初级卫生保健工作有哪些特点?其道德要求是什么?
3. 什么是健康教育?它有哪些基本道德要求?

第10章 医学新技术引发的伦理问题

第一节 人类基因组研究

一、人类基因的产生和发展

1856年奥地利的修道士孟德尔在豌豆杂交实验中首次发现了“基因”。实验证实,高度和颜色等物理特征可以经过后来被称为“基因”的遗传单位遗传给下一代。20世纪初,丹麦的遗传学家约翰森将“遗传因子”正式命名为“基因”,一直沿用至今。孟德尔的实验叩开了基因科学的大门。但是基因的物理特征却一直困扰着科学界,直到1944年纽约洛克菲勒研究所细菌学家奥斯瓦尔多·艾瑞发现要把无害细菌转变成为导致肺炎的基因,只需向无害细菌中导入可以导致肺炎的菌株即可。这些实验证明,基因是由脱氧核糖核酸构成的,从此许多研究者踏上了探求脱氧核糖核酸结构的漫长征途,以揭开基因对生物的影响之谜。

20世纪50年代,伦敦国王大学的罗萨林·富兰克林和麦斯维金两位研究者研究了经X线拍照而呈现出的脱氧核糖核酸纤维的结构。照片清楚地显示脱氧核糖核酸是规则的螺旋形结构。随着人们对脱氧核糖核酸化学结构的认识和了解的增加,英国剑桥的医学研究协会实验室的詹姆斯沃森和弗朗西斯·克瑞克开始建立脱氧核糖核酸分子模型,用以解释照片中出现的脱氧核糖核酸的分子结构。在1953年他们提出脱氧核糖核酸分子模型是两股相互缠绕的双螺旋结构,两股之间由一系列横档连接,每个横档都由一对或两对碱基对构成。他们甚至推测出,脱氧核糖核酸双螺旋结构中的碱基对的排列顺序决定了生物的遗传特征,脱氧核糖核酸的双链结构可以分离进行复制——这是一种将遗传信息从一代传递到下一代的简单机制。正是这些科学家的不懈努力,促进了基因技术的不断进步。从20世纪70年代开始,科学家们利用遗传过程中的一系列规律,迅速掌握了操纵生命遗传进化的一系列关键技术。1972年,杰克逊和伯格利用限制性内切酶和连接酶,得到了第一个体外重组的DNA分子,并因此获得1980年诺贝尔化学奖。1973年美国科学家科恩第一次成功地完成了基因体外重组实验,揭开了基因工程的序幕,标志着人类历史上第一次用基因技术改变生物遗传特征,并获得新的生物类型的时代已经到来,彻底改变了传统生物学的被动状态,这将对人类社会产生深远的影响。

现代遗传学家认为,基因是DNA分子上具有遗传效应的特定核苷酸序列的总称,是具有遗传效应的DNA分子片段。基因位于染色体上,并在染色体上呈线性排列。基因不仅可以通过复制把遗传信息传给下一代,还可以使遗传信息得到表达。基因组则是指一个物种的全部遗传信息的总和,23个染色体的总和,23个DNA分子的总和,基因的总和。而人类基因组首先有两层意义:一是代表我们全人类整体上生生不息、各有差异的所有遗传信息;二是存在于我们每个人体内的所有细胞中的 DNA 分子,它们都近乎相同。

二、人类基因组研究概述

“人类基因组计划”是由美国科学家、诺贝尔奖获得者达尔贝科提出的,其目标是测定人类 23 对染色体的遗传图谱、物理图谱和 DNA 序列,换句话说测出人体细胞中 23 对染色体上全部 30 亿个碱基(或称核苷酸)的序列,把总数约 10 万个的基因都明确定位在染色体上,破译人类全部遗传信息。1990 年美国国会批准“人类基因组计划”,联邦政府拨款 30 亿美元启动了该计划,随后英国、日本、法国、德国和中国相继加入。这个计划的意义可以与征服宇宙相媲美,被称为生命科学的“登月计划”。

1999 年 7 月 7 日,中国科学院遗传研究所人类基因组中心注册参与国际人类基因组计划;同年 9 月,国际协作组接受了申请,并为中国划定了所承担的工作区域——位于人类第 3 号染色体短臂上。人类基因组计划的核心内容是构建 DNA 序列图,即分析人类基因组 DNA 分子的基本成分——碱基的排列顺序,并绘制成序列图。中国所负责区域的测序任务由中国科学院基因组信息学中心、国家人类基因组南方中心、国家人类基因组北方中心共同承担,测定了 3. 84 亿个碱基,所有指标均达到国际人类基因组计划协作组对“完成图”的要求。2003 年 4 月 15 日,美、英、日、法、德、中六国领导人联名发表《六国政府首脑关于完成人类基因组序列图的联合声明》,宣告人类基因组计划圆满完成。中国高质量完成人类基因组计划中所承担的测序任务,表明中国在基因组学研究领域已达到国际先进水平。

三、人类基因组研究的伦理原则

(一)知情同意原则

知情同意是一项国际伦理准则,它体现了对病人、受试者的尊重等很多方面。在人类基因组的研究及其成果的应用中也应该始终坚持知情同意原则。

(二)反对基因歧视原则

基因歧视是指随着科学技术的发展,人们有可能从基因的角度对人类全体的遗传倾向进行预测,这些遗传信息的揭示和公开,将对携带某些不利基因或缺陷基因者的升学、就业、婚姻等社会活动产生不利的影响。基因歧视可以是针对一个人、一个家族或一个民族。

(三)加强法律保护原则

针对当前法律对人体基因保护不力的现状,有关人士提出了亟待解决的四大问题:第一,在法律上确认基因隐私权,将来法律应规定个人的基因隐私应该如生命权、健康权以及姓名权、肖像权一样神圣不可侵犯。第二,在法律上确保基因专利权。第三,应该在法律上禁止基因歧视行为。美国原总统布什就曾呼吁国会立法,以禁止就业和医疗保险方面的基因歧视。第四,应该在法律上处罚基因滥用行为。这四项建议基本涵盖了基因技术可能带来的伦理、法律挑战。

(四)开展国际合作原则

首先,人类应该共享基因组。

其次，应加强人类基因组研究的国际合作。

四、与人类基因组研究有关的伦理问题

人类基因组计划对人类基因疾病研究有着重要意义。与人类疾病相关的基因是人类基因组中结构和功能完整性至关重要的信息。对于单基因病，采用定位克隆和定位候选克隆的全新思路，发现了亨廷顿舞蹈病、遗传性结肠癌和乳腺癌等一大批单基因遗传病的致病基因，为这些疾病的基因诊断和基因治疗奠定了基础。而心血管疾病、肿瘤、糖尿病、神经精神类疾病（老年性痴呆、精神分裂症）、自身免疫性疾病等多基因疾病是目前疾病基因研究的重点。健康相关研究是人类基因组计划的重要组成部分，1997年美国及欧洲的一些科学家相继提出"肿瘤基因组解剖计划""环境基因组学计划"。这属于人类基因组计划外延发展的后基因组计划，它使人类基因组计划在医学上的贡献也越发重大。基因诊断、基因治疗和基于基因组知识的治疗、基于基因组信息的疾病预防、疾病易感基因的识别、风险人群生活方式、环境因子的干预等，都是基因组计划在医学研究成果上的体现。

然而，事物都具有两面性，而基因的发展同时也带来了巨大的争议。人类基因组计划的伦理性与道德性，也成为了道德、伦理、法律和社会问题讨论的焦点。

（一）遗传信息的隐私权问题

人身自由和隐私权都是人的权利和尊严的内容。那么，来源于一个人的体细胞或配子细胞的遗传信息是否享有同样的权利和尊严呢？在伦理学界，对这一问题的回答基本上是肯定的。人类基因组研究既然可以清楚地了解人体的一切，那么对于每个个体来说，便无秘密可言。自己的身体没有属于自己的秘密，这难道不是件可怕的事情吗？基因组研究遭遇着来自社会、伦理和法律的种种挑战。

被誉为生命"登月计划"的国际人类基因组计划（human genome project，HGP）是了解人类自身奥秘的计划。因此，人类基因组计划一开始就包含着一个子计划，称为HGP的伦理、法律和社会含义，目标是预测和考虑人类基因组计划对个人和社会的含义，评价将人类基因组绘图和排序的后果。研究集中在四个领域：

1. 利用和解释遗传信息时如何保护隐私和达到公正。
2. 新基因技术应用到临床时，如何处理知情同意等问题。
3. 对于参与基因研究的人类受试者，如何做到知情同意，保护个人隐私。
4. 公众和专业人员的教育。

（二）基因组图谱和信息的使用与人的社会权利

人类基因组研究将提供更多现在尚不知道的疾病基因，同时也将提供更多的基因探针，对很多疾病进行基因诊断（包括产前和胚胎早期的诊断），特别是对遗传性疾病。由此不仅会引发出上述科学活动与隐私权的矛盾，也会引发出与人们社会权利的矛盾，用于遗传病治疗与研究的基因图谱若被用人单位知道了，在求职时存在基因缺陷的人是否会因此而被拒绝？若保险公司知道了，是否会因为你若干年后可能发生的疾病而拒绝你投保？历史上有些疾病曾遭受歧视和不公正对待，像早年的麻风病病人，现在的艾滋病和精神病病人，至今仍然容易被歧视。

(三)基因组信息的医学解释与心理压力及名誉损害

医学界一些人士预测,在今后的30年内,几乎每种疾病的治疗都可以选用基因疗法。基因治疗如果成功,医学将实现人类梦寐以求的治病之本而非治标的愿望。到那时,伦理问题可能会接踵而至。一些病人就可能会因携带某种基因或其变异体但并不患病而使其一生都在无形的精神压力下度过。有时候,政府机构或社会团体出于人道主义考虑,可能对那些携带致病基因的人和家族采取预防保护措施(包括定期检查),这样做反而使被监护的人或家族感到自卑,蒙受巨大的社会压力、舆论压力和心理压力。

(四)基因资源的专利与争夺

作为21世纪的支柱产业之一,生物产业的发展有赖于基因资源。因而,基因资源势必成为未来各国发展的重要战略资源。世界各国围绕基因资源的争夺将会异常激烈。人类的生存、繁衍与发展需要各种各样的自然资源。人类基因组计划的开展,也意味着基因争夺战的开始。

第二节　器官移植

一、器官移植的含义

器官移植是摘取人体的某一器官,并将其移入同一个体(自体移植)或另一个体(异体移植)的相同部位(常位)或不同部位(异位)的临床医学技术。提供器官的一方称为供体,接受器官的一方称为受体。器官移植的类型按照器官的供体和受体的不同,分为同种移植与异种移植。同种移植又包括自体移植和异体移植,而自体移植又分为原位移植与异位移植。

(一)同种移植

同种移植指同一物种内个体内部或个体之间的移植,是临床最常见的移植类型。

(二)自体移植

自体移植是将自身组织或器官从一个部位移植到另一个部位,如烧伤后的植皮。

(三)异体移植

异体移植是同一物种的两个不同的个体之间的组织或器官的移植。

(四)异种移植

异种移植是指不同种属间的移植。

二、器官移植的作用和价值

器官移植作为器官衰竭的一种救治手段已经在世界范围内获得普遍认可。许多被疾病困扰的病人通过器官移植获得新生,重新回到工作岗位,回归社会。

器官移植技术的研究和应用,冲击着传统的伦理观念,其引发的道德问题越来越引起人们的关注。

三、器官移植中的伦理问题

(一)器官移植是否合乎伦理道德

一般认为器官移植是合乎伦理原则的。一个人献出自己的器官,尽管失去某脏器,但他在道德上是一个更完美的人。从伦理观点来看,这是一种利他的、慈善的行为。

不过,也有人对器官移植持怀疑态度。原因:一是伦理观念的障碍。儒家的伦理观念就认为“人,生要全肤,死要厚葬”,尸体解剖已为大逆不道,更何况是从活人身上摘取器官。二是从价值观上考虑。移植技术费用的昂贵和可供移植的供体有限,少数人享用昂贵的医药资源,可能导致更多人的卫生保健利益受到损害。三是人们对供体来源、受体选择、死亡的确定以及医生的责任方面,提出种种质疑。

我们认为,器官移植虽因技术、经济、伦理等方面的原因,目前还不能普及,但它作为一种救死扶伤的现代医学手段,决不能放弃。

(二)供体与受体选择的伦理问题

1. *供体选择的伦理问题*　通常,器官移植的来源有两类:活人身上的健康器官和尸体上的器官。无论是从死人身上还是从活人身上摘取器官,都存在伦理学问题。主要有:①安慰死者家属与救治者(受体)生命的矛盾。我国从意外猝死或因病死亡的死者身上摘取器官,一般需得到家属的同意。但医生如果在死者家属处于极度悲伤时提出摘取器官的要求,这在道德上似乎太伤情感;而如果待家属悲伤情绪好转再作商量,摘取的器官又难以移植成功。②确定供体死亡时间的问题。如果为了摘取新鲜的器官而忽视对病人生命的抢救,这是医学道德以及法律所不容的;而如果病人确已死亡却还认为他活着,迟迟不做死亡诊断,那么最后摘取的器官又很难移植成功。③救治病人(受体)与维护健康人(供体)利益的矛盾。

2. *受体选择的伦理问题*　受体选择虽没有供体选择那么困难,但亦存在诸多的道德问题。有人提出,只有那些用保守疗法无法医治的肾衰竭、心力衰竭、肝衰竭和呼吸衰竭的病人,才能考虑器官移植术。这是否是唯一标准?是否应同时考虑受体医学心理-社会-经济等因素?对康复潜力很小的病人实施脏器移植术是否适合?在供体供不应求的情况下,优先给谁移植?是按先后排队,还是按出钱的多少?或是按病情的严重程度?这些都是受体选择面临的伦理学难题。

受体选择应根据功利主义和人道主义两种伦理观进行考虑,应从医学标准,如年龄、并发症、移植成功的希望和可能性、预期寿命因素,以及社会价值标准等,从总体上权衡利弊,进行选择。当今,一些重要脏器的移植往往带有临床实验的成分,因此,在权衡利弊时,还应考虑其对医学发展的科学价值。

四、器官移植的伦理原则

开展器官移植,不仅要改变人们传统的道德观念,而且要恪守有关的伦理原则。

1. *树立新的伦理观*　人道主义者是器官移植的支持者,他们认为器官移植是一种救死扶伤的现代医学手段,自愿捐献是高尚的道德行为,是社会文明进步的标志。

2. *知情同意原则*　不仅是医患关系要遵循的伦理原则,而且是器官移植所要遵循的伦理原则。

3. *生命价值原则*　包含尊重生命和尊重生命价值两方面。它强调生命的神圣性和生命质量的统一性。在活体器官移植中,这一原则要求人们不仅要尊重受体生命的神圣性,还要考虑受体术后的生存时限及生活质量;不仅要尊重供体的勇气、奉献的高尚道德,更应该充分考虑受体生命的神圣性和术后的生活质量。这一原则的具体要求就是需要严格掌握选择供受体和移植手术适应证的标准,不做弊大于利的手术。

4. 利益与风险并存原则　受体方面的利益主要包括:①获得新生的机会;②获得了比死体器官移植更好的疗效;③感受来自亲人或同事的关怀,减轻身患重疾及长期等待死体器官移植所带来的精神压力。其风险是承受可能出现的失败,承受手术的痛苦,承受可能发生的手术并发症,承受免疫抑制药的毒副作用,承受漫长的住院生涯,承受受捐赠后的心理压力。活体器官移植供体的利益与风险是:活体器官移植供体的利益主要体现在心理上的满足感,体现在以自己的痛苦和无偿捐献去挽救他人生命,从而受到病人家庭及社会的广泛赞誉,使自己拥有一个良好的精神生活环境。这对于亲属间或者配偶间的捐赠,更能促进相互间情感的交流,融洽人际关系。其风险主要是:①手术创伤及痛苦;②手术并发症;③器官储备功能的损失,防御疾病能力的减低;④手术期内终止工作所致的经济损失;⑤概率极少,但仍然无法彻底避免的死亡率。

5. 设置医学伦理委员会　各级医院特别是大型综合性医院应该根据我国医学实践的特点,在借鉴发达国家医学伦理委员会经验的基础上,尽快建立起伦理委员会来解决与器官移植有关的伦理问题。

第三节　遗传咨询与优生伦理

一、遗传咨询

(一)遗传咨询的含义

遗传咨询指为病人或其家属提供与遗传疾病相关的知识或信息的服务。

(二)遗传咨询服务的内容

临床医生或遗传学工作者就遗传病病人及家属提出的某病的病因、遗传方式、诊断、治疗、预后和复发风险等问题给予科学的答复,并提出建议或指导性意见,以供询问者参考。遗传咨询是预防遗传病和提倡优生的重要措施之一。遗传咨询中询问者所提的问题大致有以下几方面:

1. 双亲中一方或家属有遗传病或先天畸形,所生育的孩子患病的概率有多少?
2. 已生育过一个遗传病患儿,如再生育,是否会患同种病,其概率是多少?
3. 双亲正常,为何生出有遗传病的患儿?如何治疗和预防?
4. 孕期妇女接触过射线或某些化学物质,会影响胎儿的健康发育吗?
5. 有遗传病的人能否结婚,其生育的子女是否一定有病?
6. 可否近亲结婚?
7. 某些畸形可否遗传?
8. 遗传病的预防和治疗方法等。

(三)遗传咨询的意义

随着科学技术的不断发展,诊断手段的不断提高,新的遗传疾病被不断发现,不少遗传疾病病情严重,在给患者带来痛苦的同时,也给家庭、社会带来精神和经济上的负担。遗传咨询就是及时确定遗传性疾病病人和携带者,并对其生育患病后代的发生危险率进行预测,商谈应当采取的预防措施,从而减少遗传病儿出生,降低遗传性疾病的发生率,提高人群遗传素质和人口质量，获取优生效果。

二、优生伦理

（一）优生学的含义

优生学是以研究改善人类遗传素质为内容，以提高人口质量为目的的一门应用学科。优生学分为预防性的优生学和演进性的优生学，两者的目的都是为了改善人类的遗传素质，避免后代出现遗传缺陷。预防性优生学旨在预防有严重遗传性疾病和先天性疾病的生命个体出生。在出生前采取消除不良遗传个体的重要措施，就是对那些有严重遗传性疾病的人、精神分裂症病人、近亲婚配者和高龄父母，采取特殊手段禁止其生育，如限制结婚、实行绝育手术等。演进性优生学主要研究促进遗传素质和智力优秀的个体繁衍，其实质就是扩展优秀遗传素质的个体，为此，就要进行人工选择，如建立人工精子库和人工卵子库。

（二）优生学的创立和发展

优生思想由来已久，在婚姻制度尚未健全的原始社会，就有明显畸形的新生儿予以处死的风俗。在这种“野蛮”风俗中，其实包含某些优生的意识。2000 多年前，古希腊哲学家柏拉图就提倡优生的观点。他指出：国家负有对民族选优淘劣的责任。他认为男女婚配不加约束，会使人类退化，主张只有优秀的男女婚配，才能使民族兴旺。古罗马也曾颁布法规，禁止表兄妹结婚，违者处以重刑。

优生学作为一个科学的概念出现，是英国生物学家高尔顿提出的。1883 年高尔顿发表了《人类的才能及发展》一书，创立了“优生学”。但早期的优生学缺乏可靠的科学依据，并带有明显的阶级和种族偏见。种族主义和法西斯主义者别有用心地利用优生学，把人分为高等与低等，把种族划分为优秀人种和劣等人种，以达到其反动目的。当时，希特勒认为，日耳曼民族是优秀种族，犹太人等则是劣等民族，残忍屠杀了 600 万犹太人，并把精神病病人及有残疾的小孩赶进煤气室，使他们窒息死亡。由于法西斯借优生学之名，进行残酷的杀人暴行，优生运动一时成为杀人运动，这在提倡优生的今天，是必须先予以澄清的一个问题。

到了 20 世纪初，优生学有了很大的发展，一些国家相继成立了优生组织。1907 年美国印第安纳州首先发布了优生法，禁止有生理缺陷或遗传病者结婚、生育。1912 年在伦敦举行了有十几个国家参加的第一次国际优生会议，成立了国际永久优生委员会。1940 年日本政府公布了国民优生法，第二次世界大战后又于 1948 年公布了优生保护法，这些法令的推行对日本人口质量的提高和人口数量的控制起了重要的作用。1960 年美国遗传学家斯特恩又将优生学分为预防性优生学与演进性优生学两大分支。1994 年 10 月 27 日，我国通过了第一部保护妇女、儿童健康权益的法律《中华人民共和国母婴保健法》，它对保证优生，控制、减少劣生，保障母亲和婴儿健康，提高我国出生人口素质具有重大的意义。

目前，优生学已经发展成为一门具有广泛内容的综合学科。优生学问题已越来越引起人们广泛和高度的重视。

（三）影响优生的因素

1. *遗传因素*　遗传与优生有着密切的关系。目前，遗传疾病有 4000 种左右，这是引起胎儿先天畸形和先天愚型的重要因素。我们每人都有 46 条染色体，染色体的基因中带有大量的遗传信息。如果父母有某种遗传疾病，就可以传给下一代。染色体的数目多与少，结构的长与短,或排列的顺序颠倒,都会引起染色体的疾病,如先天愚型、白血病及性器官发育不全等。遗传病有隐性遗传病和显性遗传病之分。显性遗传病是代代都显性遗传,有人调查近50万人,发现智力低下、痴呆和精神病等遗传病中,父母都是病者,所生子女的患病率为73%,父母一方有病者子女患病率为39.4%,父母都无病的子女患病率为0.25%。英国有一个小岛——喘斯坦德岛,岛上居民仅200人,患有哮喘的却有90人,成为闻名世界的"哮喘岛"。原来这个岛在100年以前仅有15个人居住,当时有哮喘病人3个,后来的90名病人就是他们的后代。

近亲结婚是造成胎儿畸形和愚型等病的一个遗传因素。由于近亲婚配,相同的隐性致病基因相遇的机会越大,使子代发生疾病的可能性也就越大。尽管如此,我国近亲结婚的比例仍然较高,特别是偏僻的山区和少数民族地区更为多见。

2. 环境的因素　目前,环境污染已经成为影响人口素质的主要因素之一。造成畸形儿的出生率在不断上升。1945年日本广岛和长崎遭到原子弹轰炸后,有7名距离爆炸中心1200m的孕妇因受到辐射污染,后来生下的孩子全部是畸形儿;1970~1974年美国的一些化工城市,胎儿的畸形率远远高出其他城市,有的甚至高出1.5~2倍。研究人员发现,水中氟含量与儿童先天愚型发病率有关。氟化物从母体通过胎盘危害胎儿。目前已经知道能通过母体胎盘进入胎儿体内的物质有600多种,其他的环境污染有放射线、化学药物、空气中的毒物、噪声等,都对优生带来影响。

3. 烟、酒对胎儿的影响　烟、酒对胎儿有多方面危害,严重时可导致流产、死胎、低体重或畸形等。香烟里的尼古丁、焦油对生殖细胞有明显的致畸作用。实验研究表明,新生儿的畸形率随其父母每天吸烟量的增加而增加。酗酒会影响胎儿的健康。1979年12月前苏联曾报道了一个嗜酒成癖者,由于怀孕期间大量饮酒,乙醇对胎儿产生了严重影响,孩子出生后是一个低能儿,长大后平白无故地打死了两个少年,究其原因是乙醇导致他精神异常。

此外,性病、吸毒也严重地影响着优生。它不仅妨害孕妇的健康,造成流产、死产,更严重的是影响下一代的健康,容易产下畸形怪胎。

(四)优生服务的内容及伦理要求

1. 优生的措施　①禁止近亲结婚。《中华人民共和国婚姻法》规定:直系血亲和三代以内旁系血亲禁止结婚。②禁止某些疾病的病人在没有治愈前结婚或生育。③严格执行婚前检查的各项规定。④加强孕期和围生期保健工作。⑤运用科学方法接生,减少产伤。

2. 优生的道德要求　①整个优生工作必须紧紧围绕着为后代造福、对民族和国家负责这个中心,不管是新技术的运用、新药物的使用,还是新方法的更替都必须服务于这个中心;②优生工作的专业人员在工作中要严肃认真、一丝不苟,技术上精益求精;③认真做好优生的宣传和咨询、答疑工作,提高全民族的优生意识,增加优生知识。

三、生殖技术

(一)生殖技术的含义

是指用现代科学和医学的知识、技术及方法代替自然的人类生殖过程中某一步骤或全部步骤的手段。

(二)生殖技术的类型

1. 人工授精　人工授精是指用人工技术将精子注入母体,使卵子在输卵管受精而怀孕的一种方法。人工授精分为两类:一类是夫精人工授精,简称 AIH,适用于精子稀少、反向射精或由于心理、生理困难不能通过性交受精者;另一类是供体人工授精,简称 AID,适用于丈夫精液中无精子、男子不育症、男方患有染色体显性遗传病或男女双方均为同一常染色体隐性杂合体以及男女双方 Rh 血型不合者。

2. *无性繁殖*　即克隆生殖,是遗传工程中的一个项目,其实质是细胞核移植的生殖技术,即细胞融接技术,把一个供体的细胞核移植到去核的新受精卵中,从而创造出特定遗传组合的胚胎。因此,无性繁殖就是由单一的供者把细胞核移植到多个去核卵子中,从而创造出具有相同遗传性后代的生殖方式。

四、生殖技术产生的伦理问题

(一) 人工授精的道德问题

1890 年美国的杜莱姆逊首先将人工授精技术试用于临床。新生殖技术给不育夫妇带来了福音,给患有遗传性疾病或有遗传性家族史的夫妇杜绝了其后代再患此病的风险。因此,有人认为,新生殖技术不是对自然生殖过程的革命,而是治愈疾病的方法和手段。但是这种生殖技术也给人类带来了很多法律问题。

1. *如何确定新生殖技术婴儿的法律地位*　对于一个采用新生殖技术产生的婴儿来说,有可能存在 5 个父母:精子赠与人、卵子赠与人、怀育胎儿的代理母亲以及抚育该婴儿的夫妇。究竟谁是孩子的父母呢?

(1) 在自体人工授精的场合:通常情况下,若采用夫精人工授精(AIH)的办法使妻子受孕,生下的子女为婚生子女不成问题。但如果使用亡夫的精液进行人工授精,特别是对于丈夫死亡 300 天以后出生的子女,其权利如何?1953 年,美国阿肯色大学医学中心的谢尔曼和伯奇联合发表了《人类冷冻精子的生育能力》的论文。自从谢尔曼首次使用冷冻人类精液人工授精获得妊娠以来,国外人类冷冻精液已广泛应用于临床。英国著名漫画家吉姆·卡莎丽 1971 年结婚时便同丈夫商定要 4 个孩子。婚后生育 2 个男孩。1975 年其丈夫患癌症后,把其精液存入"精子银行"。卡莎丽在丈夫死后 17 个月,用丈夫的精液成功地怀了第三、第四个孩子。问题在于,后两个孩子与前两个孩子是否享有同等的权利?根据继承法规定,继承人与被继承人存在配偶、子女、父母关系,享有同等的继承权。从血缘上看,后两个孩子属于其父的亲生子无疑,他们应该与前两个孩子一样享有继承权。但是,法律又规定继承的时间是从被继承人死亡时开始,如遗产分割时,被继承人的遗腹子尚未出生的,应当保留胎儿的继承份额。胎儿出生是死体的,保遗的份额按照法定继承办理。而此例中后两个孩子在其父死亡时根本不存在,所以按照法律规定他们又不能享有继承权。同为被继承人的孩子,有的可以享有继承权,有的却不能继承其父母的财产,这样处理显然是不合理的。传统的继承法已经不能适应新生殖技术的要求。

(2) 在异体人工授精的场合:20 世纪 50 年代,当首次应用赠与者的精液进行人工授精的技术时,美国法院裁定这类婴儿是非法的。伊利诺斯州的法院曾裁定,即使丈夫同意,一名用赠与者精液进行人工授精的妇女也犯通奸罪。最近美国法院对此问题作出了相反的裁定,认为一名经丈夫同意进行人工授精的已婚妇女所生的孩子是该夫妇的合法子女。现在美国的 25 个州已经有类似方面的专门法令。有 11 个州的法令专门规定,一名为不是其妻子的妇女提供人工授精的精液的男人,不是该婴儿的合法父亲,不享有对该婴儿的权利和义务。

1957 年日本第一个人工授精的婴儿诞生以来,以民法学家为中心对通过这种方式出生的婴儿的法律地位问题进行了长达 30 年的争论。一种意见认为,用丈夫以外的精子怀孕所生的孩子应视为嫡生子,享有一切的权利和义务。另一些人则认为,这类孩子不能被视为嫡生子。

(3)利用第三者的卵子或子宫进行生育,合法父母身份如何确定:一对夫妇雇佣代理母亲为他们生育一名婴儿,谁是合法父母?美国至少有 18 个州采用法律推定的方式,确定该婴儿的合法父亲是代理母亲的丈夫。因为法律通常承认生下婴儿的妇女是该婴儿的合法母亲,所以用一颗赠予的卵子进行胚胎移植或试管受精而生下的婴儿的妇女被推定拥有对该婴儿的母权。但从遗传学角度看,代理母亲并非是该婴儿的真正"母亲",真正的母亲——即提供卵子的母亲,要想索回这个婴儿,取得对婴儿的监护权是非常困难的。按现行的法律规定,请人代生婴儿的夫妇,根据与代理母亲签订的协定,他们收养该婴儿,与该婴儿是养父母养子女关系。

2. *一辈子没有结婚或不愿意结婚的妇女可否采用供体人工授精(AID)生一个孩子* 从理论上讲,每个妇女都有生育自己孩子的权利。但作为医疗手段的人工授精术是因为不育症的存在而产生,因此从医学上说,这种新生殖技术主要用于治愈不育症,如果允许这类妇女通过新生殖技术生育子女,那么就会产生一个难题:没有父亲的孩子。当然,失去父亲的孤儿、不知父亲的孩子、私生子或养子一直就有,但没有父亲的孩子却从来没有。用精子库、技术机构或商业公司充当父亲是办不到的。有人认为,人类也可能成为没有父子关系或容许没有父子关系的社会,因为妇女无须一定要同一个男子结合才能生育子女。这个问题不仅仅是个伦理道德问题,也是一个法律和社会问题。

3. *如何防止接收同一供精者的精液所进行供体人工授精(AID)出生的后代彼此结婚并生育孩子* 这种情况就是同父异母的近亲婚配,法律上是不允许其结婚的。尽管产生这种情况的概率较小,但随着新生殖技术的广泛应用,出现这种情况是可能的。我们是否应该作出一些规定,即一个供精者只提供 1~2 个妇女,这样将降低发生上述问题的概率。

4. *无性繁殖的道德问题* 1997 年春天,英国科学家宣布他们用"克隆"方式生产出了绵羊——多莉,这在世界上引起了很大轰动,因此"克隆羊"的成功在技术上为"克隆人"做好了准备,而对"克隆人"人们更多的是忧虑和担心。我国卫生部原部长陈敏章认为:希望向全民普及克隆的科学知识,并动员各部门支持科技事业的发展,为人类造福,但对"克隆人"的态度我们是明确的:不赞成、不支持、不允许、不接受。因为,"克隆人"会带来一系列的伦理道德问题。诸如:①生殖模式的变化。传统的生育模式是有性繁殖,而"克隆人"是无性繁殖,它不一定非要男性不可,也不需要精子,只要有体细胞核和去核卵子即可,在生育方式上,男子离开女子将一事无成,而女子离开男子仍可有所作为,人们能接受这一生育方式吗?②人伦关系的模糊、混乱和颠倒。如果搞"克隆人",那么整个人伦家庭关系都将极为混乱。例如,如果选择 A 核+B 去核卵,移植到 C 子宫怀孕、分娩,那么出生的孩子是 A 的复制品,试问他(或她)是 A 的子代或是弟弟、妹妹,还是 A 的自我?③性别比例可能失调。"克隆人"技术使来源于男子体细胞核的胚胎发育成男孩,来源于女子体细胞核的胚胎发育成女孩,无需性别鉴定便可知是男是女,这有可能导致性别比例失调。

(二)我国要不要采用新的生殖技术

在我国要不要发展新生殖技术,首先要看采用这种新技术将会给我国社会带来什么影响。据报道,我国育龄妇女中约有 255 万人患不育症,其中有 1% 的人无法通过手术方法复通输卵管,恢复生育能力。这些人承受着来自社会、家庭、个人等方面的压力,往往造成夫妻关系不和睦及家庭的不稳定。1982 年湖南医学院首先报道人工授精的研究用于临床获得成功。1983 年已经有 3 个人工授精婴儿降生人世,生长发育良好,1984 年上海第二医学院用洗涤过的丈夫的精子施行人工授精获得成功。1986 年,青岛医学院建立了我国第一座人类精子库,为我国新生殖技术工程的研究提供了良好的条件。1988 年 3 月 11 日,北京医科大学第三医院成功地诞生了我国大陆第一例试管婴儿。新生殖技术给不育夫妇带来了福音,但是也产生了一些法律上的问题。上海市发生了我国第一起人工授精婴儿引发的法律争端。一对夫妇结婚数年未生育,1986 年年初,闻讯某医院能进行人工授精术,丈夫陪着妻子去医院施行了此手术。1987 年 4 月,生下一男孩。本该全家欢天喜地庆祝一番,然而,当婴儿的伯伯发现这位侄儿的脸蛋丝毫不像弟弟时,骤然疑心,再三逼问。憨厚的弟弟终于将真相全盘托出。哥哥脸色顿变:堂堂的人家岂能容忍这个不伦不类、血统不纯的"小崽子"!于是,"野种"的叫骂声四起。那位曾以当"爸爸"而荣幸的丈夫居然也莫名其妙地对妻子大肆咆哮,仿佛不知道这孩子的来历。妻子被驱赶出家门,只得到法院请求法律保护她和她的儿子。鉴于我国婚姻法条文中还没有对这类人工授精婴儿的明文规定,人民法院难以处理这类案件。目前,这种情况虽然不多见,但随着新生殖技术的广泛应用,将会有逐渐增加的趋势。

人工授精技术在临床上应用的道德价值是不可低估的。第一,人工授精为那些因患不育症而无自然授精可能、却又盼望生育的夫妇带来了福音。第二,人工授精可以帮助丈夫是遗传病基因携带者或是严重遗传性疾病病人的家庭获得健康的后代。第三,人工授精可以作为生育保险,为人类谋幸福。但是实现人工授精的道德价值并不是一件容易的事。人工授精只有严格遵循伦理原则,才能真正给人们带来福音。

1. *保护受精者的原则*　AID 涉及三个人:受精者、医生、供精者。为了保护受精者的利益,三者应该保持以下关系:①供精者与受精者保持互盲;②医生与供精者保持互盲;③医生为受精者保守秘密。

2. *保护后代原则*　AID 涉及的三个人,应该与 AID 产生的后代保持如下关系:①供精者与后代保持互盲;②医生与后代保持互盲;③受精者对后代守密。

尽管有人提出应该让后代了解 AID 的真实情况,但绝大多数人还是主张对后代守密。因为后代知道后,不仅有可能影响家庭幸福,而且有可能严重地伤害后代的身心健康。

3. *血型相配原则*　血型有遗传性,但人类的生殖并不受血型的限制,因此,从医学角度讲,AID 没有必要考虑血型问题。但是从伦理角度来看,血型对于 AID 具有十分重要的意义。例如,丈夫的血型是 AB 型,妻子的血型是 A 型,那么后代的血型就不可能是 O 型。如果供精者的血型是 A 或 O,或 B,那么后代的血型都有可能是 O。这样,后代的血型问题可能会给这个借助于 AID 技术而建立起来的家庭埋下将来家庭不和睦的隐患。当后代长大成人后,很容易地通过血型而确认自己非父亲的亲生儿女。这对于家庭的幸福无疑是一种严重的威胁。因此,血型相配的原则尽管不是 AID 的医学原则,却是 AID 的重要伦理原则,一定要将 AID 后代的血型严格控制在可能的范围之内。

4. *外貌相配的原则*　和血型一样,人类的外貌也同样有遗传性,在进行 AID 时,尽量选择与不育父亲外貌相似的供者的精液,避免家庭悲剧的发生。

5. *婚姻稳固原则*　人工授精产生的后代,应该跟自然生育的后代一样,享有同样的权利,然而由于 AID 产生的后代与其父亲是一种特殊的父子关系,使后代的权利容易受到父母婚姻状况的影响。医生在进行AID之前,应详细了解受精者的婚姻状况。

人工授精所追求的道德价值包括两个方面,即不仅要考虑到不育夫妇的幸福,而且还应该顾及所生后代的切身利益。由于不育夫妇间婚姻的稳固是AID后代正常发育、健康成长的必要条件,因此婚姻稳固成为AID重要的伦理原则。

案例分析

某医院接到河南某县农村一位小学教师的来信,他提出愿意将自己的角膜献出,以换取一定的报酬用于办学。他的理由是:①当地经济状况极差,政府虽多方筹资,但仍有数百名适龄儿童无法入学;②他本人年近46岁,在40岁时全身水肿,确诊为慢性肾炎、肾功能不全。目前虽能坚持工作,自感生命有限,愿将其角膜献出,为改善本乡办学条件做点贡献。

分析:这位教师的奉献精神是可贵的,但此举能不能获得支持?

思考题

1. 列举人类基因组研究的伦理原则有哪些?
2. 试述器官移植的伦理原则。
3. 影响优生的主要因素有哪些?

第11章

生命与死亡伦理

第一节 生命与生命标准

一、生命的含义

生命这种宇宙间最为神奇的现象,历来受到人类的密切关注,人们怀着极大的兴趣从不间断地探索着生命的奥秘。

不同学科都从不同的角度去研究生命现象,因此关于生命的定义就有很多种。

"生命是动物和植物不同于泥土和石头等的一种情况。"

"生命是由高分子的核酸蛋白体和其他物质组成的生物体所具有的现象。"

《不列颠百科全书》给生命下的定义是"生命就是能完成吞咽、代谢、排泄、呼吸、运动、生长、繁殖,且能对外部刺激做出反应"。以上都属于生物学定义。

医学伦理学给生命下的定义是:生命是自觉和理性的存在,而人更是不同于其他动物,能自觉地从事社会实践活动,具有社会性。因此,人的生命是生物属性和社会属性的统一体。

二、生命的标准

关于生命的标准,历史上始终存在着争议,也是当今医学伦理学关于生命问题讨论的焦点。当今,控制人口和提高人口质量已经成为全球性的重要任务,生殖技术与生育控制技术高度发展,确定生命的标准已经成为具有法律意义和道德意义的重要问题。

研究生命的标准,首先要研究生命是从什么时候开始的,判断生命与非生命的标准是什么,目前大致有以下三种观点:

1. 个体-生物学标准　这是从单纯的生物学角度去认识生命,它又可以分为三种:第一是早期说,认为人的生命从受精卵开始,这个观点认为人的生命并不是人类内部所特有的,而是上帝赏赐的,生命的神圣是上帝从外部赐给的尊严,因此即使是一个受精卵,也有它的尊严和价值。生命开始的标志是受孕。第二是晚期说,认为生命的开始是胎儿发育的晚期,即有了可存活性之后,或者认为直到分娩才是生命的开始。这种观点认为胎儿能在子宫外存活,才表明它已经成为一个独立的不再依赖母体的实体。但是这种可存活性随着医学科学的进步而越来越向前推移,因此这种观点的理由也不太确切。第三是全期说,认为人的生命是从受精卵直到分娩的各个时期,也就是说从受精卵到围生期都是人生命的开始时间。

个体-生物学标准仅从生物学的角度分析生命，是片面的，因为人不仅仅是具有生物学的特性，同时还有社会学的意义。因此，这种说法是不全面的。

2. *承认-授权标准* 承认-授权标准认为，生命的开始必须以胚胎发育到可以离开母体而存活为前提，同时又必须得到承认，首先是父母的承认，但更重要的是社会的承认，并由社会授予婴儿权利。这种观点强调婴儿出生后不但要被父母承认，而且还要被社会所承认，并授予权利，使之与成年人有同样的权利，这种权利是在得到社会承认之后才获得的，因此又有人提出只有社会授权，生命才算开始。

3. *综合分析标准* 是为了解决片面强调生物学存在或社会学存在而提出来的，它把生物学标准和社会学标准综合起来界定人的生命，是一种科学的可操作标准。它严格把握"人的生命"与"生物学生命"、"胎儿的生命权利"与"生命价值"这两对既相互区别又相互联系的概念。"人的生命"不单纯是"生物学生命"，而且包含了社会学生命在内；胎儿的生命权利不是抽象的，主要是从社会学意义上，即生命价值的角度来使用和体现这一权利。综合分析标准是依据个体生命的具体状况、依据个体生物学意义上的生命发展为社会学意义上的生命的可能性大小来制定生命的标准。坚持这一标准是研究生命道德的基础。

二、生命道德的基本理论

随着医学科学、医疗卫生事业和整个社会的发展，人们给生命赋予了更加深刻的内涵和道德意义，要求把"生命神圣论""生命质量论"和"生命价值论"统一起来，三者的有机统一是生命道德的理论基础。

(一)生命神圣论

生命神圣论是指人的生命具有至高无上、神圣不可侵犯的道德价值的一种伦理道德观，是一种存在久远、至今仍影响人们的一种传统道德观念。传统的生命观认为，生命是神圣的。不管是西方还是中国，人们都把生命视为极其宝贵的，不可侵犯的。唐代的孙思邈在他的《千金方》中写道："人命至重，贵于千金。"正是揭示了生命的可贵之处。

(二)生命质量论

生命质量论是以人的自然素质(体能和智能)的高低、优劣为依据，衡量生命对自身、他人和社会存在价值的一种伦理观念。

生命质量论是在第一次医学革命(控制烈性传染病成功)后开始出现的，是实验医学的产物，它伴随着优生学的发展而发展，到世界人口出现爆炸性增长后才为人们所重视。由于生殖技术的发展，使潜在生命控制成为可能，生命质量成为生命伦理学的核心问题。

判定生命质量的标准可以分为三个基本层次：

1. *主要质量* 指人体的身体和智力状态，也可称人性素质。这是区别正常人与不健全人的标准。这个标准把无脑儿、白痴、先天愚型等视为非人性素质，对其生命不予承认。

2. *根本质量* 指生命的目的、意义及他人在社会、道德上的相互作用。如严重脊柱裂的婴儿、孤独症患儿、不可逆昏迷的病人等都使生命丧失了根本质量。

3. *操作质量* 指利用智商、诊断学的标准来测定智能、生理方面的人性质量。如有人把智商高于140者看作高生命质量的天才，智商在70以下者属于心理缺陷的人，智商在30以下者是心理缺陷较为严重的人，智商在20以下者不算人。

这三类生命质量标准相互依赖，又都具有规范性。如果从消极方面来看，生命质量与痛苦和意识的丧失程度成反比，处于极度痛苦或意识完全丧失状态的人，其生命质量就低得接近于零。

生命质量问题的提出在生命道德上具有重要的意义：①由传统的生命神圣转向追求生命质量，是人类追求自身质量完美的认识上的飞跃。追求生命质量是人类理性的选择。②生命质量论为社会提出人口政策、环境政策、生态政策等提供了理论根据。③生命质量论为人们控制不需要出生的人而采取避孕、流产、节育、遗传、咨询等提供了依据。

（三）生命价值论

生命价值论是伴随着生命质量论而产生的。人的生命价值包括两个方面：一是生命所具有的潜在创造能力或劳动能力，即生命的内在价值或自我价值；二是生命的外在价值，即把内在价值发挥出来，为社会创造物质财富与精神财富的社会价值。生命的内在价值与外在价值是相互联系、密不可分的，内在价值不断地转化为外在价值，外在价值又会不断充实与丰富内在价值。因此，生命价值论就是一种以人所具有的内在价值与外在价值的统一来衡量生命意义的伦理观念。

总之，无论是生物医学技术的应用，还是心理或社会的诊疗方法的实施，医务人员都必须从维护具有社会公益价值的这类神圣的生命出发，以提高人的乃至全人类的生命质量为目的。我们反对片面的“生命神圣论”，但又不是无条件地反对它，而是要求把生命神圣论、生命质量论和生命价值论三者结合起来，这就是现代生物-心理-社会医学模式的要求，也是生命价值观的精髓。

第二节　关于死亡的道德问题

医学的发展，除了治疗疾病、预防疾病、维护健康之外，还积极地延长期望寿命，推迟死亡。然而，任凭人类医学科学如何绩业斐然，死亡仍是人生不可逃避的归宿。人们关于死亡的观念、对待死亡的态度、所应遵循的规范，都像生命问题一样，有着深刻复杂的伦理道德内涵。所以，关于死亡的道德问题是现代医学伦理学中的重要问题之一。

一、树立科学的死亡观

1. 中国古代的死亡观念　《说文解字》一书中对“死”的注解是“死，澌也，人所离也”，澌，意“尽”，也就是水流完的意思，也有“分”“离”的意思。庄子说：“人之生，气之聚，聚则为生，散则为死。”《礼记·祭法》中说：“大凡生于天地之间者皆曰命，其万物经皆曰折。人死曰鬼。”总之，中国古代对死的认识有强烈的鬼魂或祖先崇拜的观念。

2. 死亡的医学观点　在人类发展过程中，由于学科的不同与研究角度的不同，对死亡常常有不同的界定。

死亡是人的意识或自我意识以及与他人、社会交往的消失。

从社会学角度给死亡下的定义为：死亡也是一个社会学过程，当一个人没有思想，没有感觉时，可被称为社会学死亡。

此外，有些社会学家还把死亡分为社会死亡、知识死亡和生物学死亡三个时期。

3. *临床医学对死亡的定义* 临床医学上对死亡的定义是把死亡分为濒死期、临床死亡期和生物学死亡期三个时期。临床上的死亡是指自然呼吸与心搏停止,生物学死亡是指当呼吸、心搏停止后大脑的死亡。

4. *医学伦理学中死亡的概念* 医学伦理学者认为死亡是人的本质特征消失,是机体生命活动和新陈代谢的终止。一个人的整个脑功能出现不可逆性停止时称为死亡。这就是说,当脑死亡出现后,即使心搏、呼吸还能够存在或维持,生物学死亡还未完成,临床死亡已经开始。从死亡的社会学角度看,这时不仅经过了社会死亡和知识死亡,生物学死亡也已开始。

二、死亡标准的确定与伦理学意义

(一)死亡标准的确定

死亡标准是用以衡量与判断死亡的标准或尺度,它通常是以标准的代表性器官能够带来或标志全身组织器官的不可逆恢复来衡量的。

1. *传统的心肺活动停止的死亡标准* 传统的死亡概念是“生命现象的停止”。长期以来,医学一直把呼吸和心搏停止看成是死亡唯一不可动摇的标准,把心肺功能作为生命最本质的特征。1951 年美国布莱克的《布莱克法律辞典》以“心死”概念给死亡下的定义为:“生命之终结,人之不存;即在医生确定血液循环全部停止以及由此导致的呼吸脉搏等动物生命活动终止之时。”仍以传统标准为基础。

2. *传统死亡标准的动摇* 传统死亡标准把心肺功能作为判断死亡的标准具有一定科学性。因为心、肺、脑是人体三大核心器官,在一般情况下,三者有着必然的联系,无论哪个器官的变化对另一器官都有着明显而敏感的影响和反映,无论哪个先死,都会导致其他器官及整体死亡,由此而得出的心肺死亡标准是符合逻辑的。然而,以心肺功能停止为判断死亡的标准并不是绝对可靠的,特别是那些因突然创伤或意外所致的心搏骤停,经抢救恢复心搏的可能性极大。历史上就曾有扁鹊使暴蹶而死的虢太子死而复生的奇迹,现实生活中心搏呼吸停止而经抢救复活者并非少见。

随着医学的发展,尤其是一些高新技术在医学的应用,一些维持传统生命活动的基础——心搏呼吸的器械、药物、技术飞跃发展,使传统死亡标准受到强烈的动摇。

20 世纪 50 年代以来,人工心肺机、人工肾的应用,机械复苏措施的普及,器官移植等技术的发展,挽救了许多传统上认为由于心肺功能停止而属于“死亡”的病人。

所以,医学技术的成就和人体本身的特性,明确地显示了传统的心搏呼吸停止的死亡标准是极不准确的,当代医学要求有一个符合主客观一致的死亡标准。

3. *脑死亡标准的产生、定义及诊断标准* 由于上述心肺死亡标准的动摇,人们注意到,病理生理学业已证明脑死亡是不可逆的。人体的主导器官已由心脏转向了大脑。因为,在对中枢神经已不可逆的功能停止的脑死亡者继续使用人工心脏机等救治,虽可表面上维持心肺功能,但最终无助于脑死后的人复活。大脑生命活动的停止,即脑死亡,由于它的不可逆性,确定了机体各器官在不久的将来必然很快出现死亡。即使心搏在心肺机维持下仍在继续,但这个人的思想、意志、信念、知识等完全消失,不复存在而死亡了。所以,新的死亡概念“脑死亡”就产生了。

脑死亡的定义,最早是在 1968 年由美国哈佛大学医学院特别委员会首次提出的,他们把脑死亡定义为“不可逆的昏迷或脑死”，并提出了以下四条诊断标准，即著名的哈佛标准。①不可逆的深度昏迷：病人完全丧失了对外界刺激和内部需要的所有感受能力，以及由此而引起的反应性均全部消失；②自发呼吸停止：人工通气停止 3~5 分钟仍无自动呼吸恢复的迹象，即为不可逆的呼吸停止；③脑干反射消失：瞳孔对光反射、角膜反射、眼运动反射(眼球-前庭，眼球-头部运动等)均消失，以及吞咽、喷嚏、发音、软腭反射等脑干反射一律丧失；④脑电波(EEG)消失(平坦)等。

此外，还有法国、日本、加拿大、北欧的死亡标准，皆大同小异。这些标准的提出，反映了已有越来越多的人接受脑死亡标准。但对普通人来说，限于死亡的环境和条件，很难予以验证脑电情况，故而传统的死亡标准还在人们的观念习惯中占有一定的地位。当前，大多数国家还是心肺标准和脑死亡标准并用。在我国医学伦理学界的专家学者呼吁下，由医学伦理法规委员会于 1992 年在黄山召开了专题学术研讨会，这促进了脑死亡标准在我国的尽快确立。

(二)脑死亡标准的伦理学意义

1. *有利于减少卫生资源的浪费*　当代医学高新技术的应用，使人工维持心搏呼吸成为很有成效的事。以前由于自动呼吸和心搏停止而死亡的人多可以在价格高昂的机械复苏术、器官移植术(心脏移植)等情况下维持非“心脏死亡”状态。在许多情况下，这种先进的医疗技术可以停止临床死亡的发展，使个体保持一种无意识的“植物性生命”(植物状态)。这种状态无论对死者还是社会都失去了价值。但在此期间，却浪费着惊人的医疗费用，给有限的社会卫生资源造成了极大的压力。脑死亡标准的确定，可以提示人们不再毫无意义地维持大脑已死亡的死者，从而节省了宝贵的卫生资源。

2. *有利于科学地确定死亡，维护生命*　传统心搏和呼吸停止的死亡标准，并不是判断死亡的可靠标准。以呼吸心搏作为死亡标准制定的“死者”，“死而复生”的例子比比皆是，而脑死亡则是绝对不可逆的。采用脑死亡标准来确定死亡，既可以避免传统死亡标准的弊端，又使人的生命得到维持。

3. *有利于推动器官移植的进展*　器官移植需要从尸体身上取出活的器官，这种手术要求时机适宜，越早越好。按照传统的死亡标准，就不能从已经脑死亡而心跳呼吸仍在机械维持下存在的尸体上摘取可供移植的器官，器官移植就不能有所进展。因为如果没有一个符合现代医学的科学的死亡标准，“过早”摘取器官就成了杀人，过晚则器官的成活率降低，失去了移植的意义。当前，很多病人在等待着器官移植，而传统的死亡标准大大地阻碍着器官移植的发展。有些学者提出，如果我们不接受脑死亡的定义，死人(脑死亡者)仍是死人，而活人(需要器官移植的生命垂危者)将不再是活人。随着器官移植的广泛开展，人们越来越迫切要求以脑死亡作为死亡标准，以便更多的人从中获得生命的延续。

4. *有利于从整体上认识人的死亡*　传统的死亡标准，单纯从心搏呼吸停止来确立死亡，是属于生物学死亡的标准，而脑死亡标准则能够把人的死亡提高到既是社会的、法律的，也是哲学的、宗教的高度来认识。人是兼意识、感觉为一体的有机生物体系统。脑的实质是思维、感觉和对全身各器官的统一指挥，任何器官都不能取代大脑。所以脑死亡作为死亡标准，有利于从整体上认识人的死亡。

5. *有利于社会的物质文明和精神文明的发展*　脑死亡定义的提出并实施，并不是偶然的，它不仅反映了医学和生物医学工程技术的发展对道德和法律所提出的要求，也反映了社会物质文明和精神文明发展的程度。近二三十年来，在生命道德观方面，西方社会占主导地位的是以人的社会性为导向的生命质量观与生命神圣观的统一。所以，我国推广脑死亡标准，将有利于我国医学科学技术及生命伦理学与世界的接轨，有利于我国社会物质文明和精神文明的发展。

三、临终关怀

（一）临终关怀概述

1. 临终关怀的含义　临终关怀简单地说就是对临终者的关怀，或者说是“对快要死的人”给予关怀。

临终关怀的概念，包括两方面的含义：其一，临终关怀是一种“特殊服务”，是对临终病人及其家属所提供的一种全面的照护，包括医疗、护理、心理、伦理和社会等各个方面，目的在于使临终病人的生命质量得到提高，能够在舒适和安宁中走完人生的最后旅程，并使家属得到慰藉和居丧照护。其二，临终关怀是一门以临终病人的生理、心理发展和为临终病人及其家属提供全面照护的实践规律为研究对象的新兴学科。

2. 临终关怀的研究对象和内容　临终关怀的研究对象是临终病人，主要是以晚期癌症为主体的临终病人；同时探讨临终病人及其家属的需求，以及为其提供全面照护的实践规律。

具体地说，临终关怀的研究内容包括以下几方面。

（1）临终病人的需求：包括生理的、心理的及社会的需求。

（2）临终病人全面照护问题的需求：包括疼痛控制、症状处理、心理安慰等。

（3）临终病人家属的慰藉：对临终病人家属的安慰及居丧期的照料。

（4）临终关怀模式：结合中国国情，探讨符合中国特色的临终关怀模式。

（5）临终关怀类型：包括临终关怀医院、临终关怀病房和家庭临终关怀照护。

（6）临终关怀团队的组成与培训，临终关怀服务的组织管理与实施等。

（7）临终关怀中的死亡教育问题，包括死亡态度调研和对临终病人和家属的死亡教育问题。

（8）临终关怀与其他相关学科的关系。

（二）临终关怀的特点与基本原则

1. 临终关怀的特点

（1）与普通医院或病房相比，临终关怀医院或病房收治的主要对象是临终病人，其中特别是晚期肿瘤病人或患有类似疾病身心正遭受折磨的病人。国内外调查资料显示，晚期癌症病人有 70% 以上极端痛苦且疼痛难忍，所以更加需要关心与照护。

（2）与普通医院或病房相比，临终关怀医院或病房“关心人胜似关心疾病”，它以病人为中心而不是以疾病为中心。它不以治疗疾病为主，而是以支持病人、控制症状、姑息治疗与全面照护为主。

（3）与普通医院或病房相比，临终关怀医院或病房注重病人的尊严与价值，它不以延长病人的生存时间为主，而是以提高病人临终阶段的生命质量为宗旨。从生理角度讲，主要是了解与协调病人解决各种生理需要，其中特别是控制疼痛等症状，尽最大可能使病人处于舒适状态；从心理学角度讲，就是要了解和理解病人的心理需求，并给予心理上的支持，并用各种切实有效的办法使病人正视现实，摆脱恐惧，认识生命和价值及其弥留之际生存的社会意义，顺其自然，使病人至死保持人的尊严，不要“人为的生命”，活的质量与价值比生存时间的长短更为重要。

(4) 与普通医院或病房相比，临终关怀医院或病房充满了家庭式的爱抚与关怀。普通医院或病房关心的是病人的个体，且主要是病人的疾病；临终关怀医院或病房不仅关心病人个体的疾患，而且关心病人的心理及社会需求；同时，临终关怀医院或病房也是家庭式的，它面向整个家庭单位，既为病人提供服务，又为家属提供服务，可以说，临终关怀医院或病房是一个"圣地"，是一个家，是"生命之家"。

(5) 与普通医院或病房相比，临终关怀医院或病房为病人提供全天候服务，即 24 小时服务。无论在什么情况下，在任何时间里，只要病人需要，医护人员都要及时提供服务。

(6) 与普通医院或病房相比，临终关怀医院或病房实行人道主义更为彻底，更为完善。普通医院或病房关注的是治疗病人的疾病，"抢救病人"往往不大注意生命的质量与价值，他们常把经过努力而抢救的"活的死人"(植物状态) 及质量低劣的畸形儿作为人道主义的典型大力宣传。相反，对失去治疗价值的晚期癌症病人则缺乏关心与照护，而事实上这些病人因为不久将离开人世，他们时常感到孤独，更加需要关心和照护。

2. 实施临终关怀的原则

(1) 照护为主的原则。

(2) 适度治疗的原则。

(3) 注重心理的原则。

(4) 整体服务的原则。

(5) 人道主义的原则。

(三) 临终关怀的道德要求及本质

1. 临终关怀事业的创立　现代临终关怀的创始人桑德斯博士在做护理工作期间，看到许多濒死临终病人未能享有充分的关怀和照护。出于一种崇高的慈爱之心和道德情感，她毅然投入临终关怀事业中，决心为临终病人服务终生。1967 年，她在伦敦创办了世界上第一座临终关怀院——圣克里斯多弗临终关怀院，开创了现代临终关怀的先河。所以，临终关怀的产生和发展，皆显示了强烈的人道主义和伦理道德的光辉。

2. 临终关怀实施中的道德要求　在临终关怀的实际工作中，各个环节均显示出了充实的道德意义。尤其对医护人员来说，要求具有良好的道德素质，将一颗爱心毫无保留地倾注给临终病人及其家属，使他们倍觉人间的温暖，体会到道德的力量。

(1) 对待临终病人的道德要求

1) 从事临终关怀的医护人员必须从道德责任感出发，依靠自己的良心和义务，设身处地地认识和理解临终病人的心境和需要，想其所想，痛其所痛，尽量满足临终病人的要求和希望，使他们在精神上得到宽慰和安抚。

2) 临终病人特别是晚期癌症病人，呈恶液质状态，瘦骨嶙峋，大小便失禁。此时要求医务人员出于爱心、善心，不怕脏、不怕累地为他们服务，而不能厌恶、嫌弃或躲避。

3) 医护人员应该维护临终病人的人格、权利和尊严，尊重他们的意愿，予以认真的护理和必要的治疗。

4) 做好临终关怀病房的管理工作，不断鼓励病人，让希望充满其生命的最后阶段。在病人临终之时，富有同情心的医护人员应与家属一起，陪伴病人直至其去逝。

(2) 对待临终病人家属的道德要求

1)在病人死亡之前,家属承担巨大的精神痛苦,医护人员应予以关心和慰藉,让他们正视即将失去亲人的现实,并予以接受。

2)在病人死亡之后,家属除了精神上的哀伤、悲恸,还面临经济条件的改变、生活平衡的紊乱、精神支柱的崩溃等,医护人员及关怀团队应予以帮助和支持。

3)应为家属的探视、陪伴提供一切可能的方便。注意丧葬仪式的功能和居丧期的追访照顾。

3. 临终关怀的道德本质

(1)临终关怀符合我国社会道德标准:目前,我国多数病人家属改变以往众亲在家中守候临终病人的方式,将病人送到医院使其在医院内死亡,认为这样才是尽责尽孝。临终关怀机构的建立既满足了家属的要求,也为他们分担了住房狭小等困难。在我国社会主义条件下,发展临终关怀事业既体现了社会对临终病人实施科学有效的照护,也对完善我国的社会主义医疗卫生体系,以适应社会进步和“老龄化社会”“独生子女政策”具有重要意义,具有一定的社会道德价值。

(2)临终关怀彰显人道主义的真谛:每个人都希望生得顺利、活得幸福、死得安详。当一个人处于治疗无效的疾病末期或其他状况下的濒死阶段时,临终前的这一阶段特别需要人间的温暖,社会的尊重、精神的照护、亲友的依依恋情及众人的关怀。当一个人即将逝去,即将失去他的社会或家庭地位、财富、权利、责任、义务,即失去社会价值之际,社会人群仍以各种方式使其感到自己生命的尊严,感到自己生命的价值,从而最后体验人道主义的温暖。

(3)临终关怀显示了对死者家属的慰藉与关怀:在临床工作中,许多家属往往比临终病人更难接受死亡的事实,经受着更强烈的离别痛苦。临终关怀要求尽量减少家属的悲伤,积极安慰和疏导家属的哀恸,使其尽快度过悲伤阶段。这包括对家属心理失衡、家庭经济变化、子女教育抚养、丧葬仪式的筹划等各方面问题。临终关怀对死者家属的慰藉和各种形式的帮助,使家属深切感受到人间的情谊,具有极大的道德价值。

(4)临终关怀提高了工作人员的道德水平:从事临终关怀的医护人员及其他工作人员,长期围绕临终者工作,如果没有强烈的责任感和高度的道德水平,是难以胜任这项工作的。临终关怀要求医护人员应经过专门的训练,具有高尚的职业道德,富有同情心、责任感,懂得尊重患者、尊重生命的价值,使病人能在有限的日子里,在充满人性温情的气氛中,安详、舒适、有尊严地离开人间。所有这些均说明临终关怀对工作人员有很高的道德要求,也提高了他们的道德修养。

四、安乐死面临的伦理问题

(一)安乐死的概述

1. 安乐死的含义　安乐死(euthanasia)源于希腊文,原意指无痛苦死亡,现从医学伦理学角度来说,安乐死是指:患不治之症的病人在危重濒死状态时,由于精神和躯体的极端痛苦,在病人或其家属的要求下,经过医生的认可,用人为的方法使病人在无痛苦状态下度过死亡阶段而终结生命的全过程。

2. 安乐死的种类　安乐死按医疗手段可划分为被动安乐死和主动安乐死。

(1)被动安乐死:是指对那些确实无法挽救其生命的病人,医务人员根据病人和亲属的要求给予适当的维持治疗,减轻其痛苦,任其自然死去,但绝不能采用药物或其他方法加速其死亡。

(2)主动安乐死：是指采用药物或其他方法主动结束病人痛苦的生命，让其安宁舒适地死去。主动安乐死有三种情况：

1)自愿的和直接的，即病人自己选择自己执行。

2)自愿而间接的，即病人提出要求，预嘱别人(医生或家属)来执行。

3)非自愿但直接的，即病人始终未提出安乐死的要求，完全由医生加在病人身上，如所谓的“慈善杀人”“仁慈致死”。

(二)安乐死的道德争议

在医学伦理学领域内，安乐死问题一直是个争议较为激烈的问题。因为安乐死观念与现行的道德标准、社会风俗传统习惯有较明显的反差，较难融合统一。安乐死虽然牵涉的是医学问题，但作为一种观念，它却属于意识形态的范畴。而意识形态当然要受到社会经济、文化的影响，受到科学发展程度、传统观念和习惯的影响。另外，安乐死本身又有一些至今尚未肯定的模棱两可之处，使许多问题上的界限难以划清。尽管直到现在医学伦理学界对安乐死问题有不同的看法，世界上只有荷兰、比利时两个国家以法律形式准许实行安乐死，但总的趋势是，褒奖之辞多于贬责之意，支持者越来越多，反对者越来越少。

1. 支持安乐死的理论依据

(1)安乐死符合病人自身利益。因为安乐死的对象仅限于不可逆的脑死亡病人或死亡不可避免、且陷于极端身心痛苦之中的病人。对这些病人来说，作为生命的社会存在已经丧失或者生命的质量与价值都失去意义，延长他们的生命实际上是延长死亡，延长痛苦。

(2)安乐死可使社会有限的卫生资源得到合理应用及减轻社会和家属的经济负担。虽然社会和患者家属对死者负有救治的义务，但是为了一个没有任何存在价值且痛苦之极的生命而使社会、家属承受极大的负担，显然不符合医学伦理学原则。

(3)安乐死反映了人类无痛苦死亡的愿望。因为安乐死首先是以病人，并家属的要求或自愿为原则的。既然不可逆的诊断已确定，病人又处于极度痛苦之中，那么给病人以尊严的死、无痛苦的死，是完全符合人道主义的。

2. 反对安乐死的理论依据

(1)救死扶伤是医务人员的神圣职责。人有生的权利，在任何情况下都不能主张促使死亡。医生、护士对病人施以致死术，实际上是“变相杀人”，因此安乐死是不人道的。

(2)安乐死的施行会妨碍医学发展。医学上的成功总是建立在失败基础之上的，只有在对危重病人的救治实践中不断探索，医学科学才会发展，而安乐死阻断了这一环节，妨碍了医学的发展。

(3)不可逆的诊断不一定准确。安乐死须在疾病过程不可逆，即不可救治的诊断前提下进行，然而这种诊断不一定绝对准确。安乐死可能会错过三个机会，即病人可以自然改善的机会、继续治疗可能恢复的机会和在实践中发现新治疗方法的机会。

(4)一些病人的安乐死愿望可能是在极度痛苦和绝望的逼迫下，或在神志并不十分清醒状态下判断力失衡时提出的，所以这很难说是病人真正的安乐死要求。

我国第一起安乐死事件发生在 1986 年陕西的汉中市，当事人夏某(女，59 岁)因旧病复发，入汉中市某医院住院治疗。入院时诊断为：①肝硬化腹水；②肝性脑病、肝肾综合征；③渗出性溃疡，并压疮二至三度。经常规治疗，病情有所好转。但 6 月 27 日晚，又出现烦躁不安症状，且有时惊叫。经注射 10mg 地西泮后，夏方入睡。

6 月 28 日 8 时左右，该院院长带人查房，夏仍昏睡未醒。夏的儿子得知其病已无救，要求院长采取医学措施，让她早一点咽气，免受痛苦。遭到院长拒绝。

当天 9 时左右，夏的儿子、夏的小女儿又向该院医生、住院部肝炎科主任濮某提出要求施行“安乐死”。濮某开始不同意，后经夏的儿子、小女儿再三央求，并表示愿意承担一切责任，与医院、医生无关。濮某给患者夏某开了 100mg 复方冬眠灵处方一张，并在上面写明家属要求“安乐死”。夏某的儿子在处方上签了字，以表示负责。处方送护士办公室后，遭到护士长拒绝，并把处方退给了濮某。濮某又强迫省卫校一位实习生给病人注射，并威胁道，不给注射就回学校去。该学生违心地给病人注射了一部分药水，其余部分乘排空气之机被推向地面。濮某又向值班医士黎某交代，夏某如 12 时还没死，就再给她打一针。之后黎某根据濮某交班时的医嘱，又开复方冬眠灵 100mg，给夏某注射。夏某于 6 月 29 日凌晨 5 时死亡。

事后，汉中市公安局对濮某、黎某及夏某的儿子、小女儿等四人以故意杀人罪向市人民检察院提请逮捕。检察机关对夏某的儿子、小女儿的定性处理意见是一致的，但对于被告濮某、黎某是否构成犯罪，意见分歧，主要有三种意见：

第一种意见认为，没有构成犯罪。根据我国刑法规定，认为某种行为构成犯罪，必须是行为人主观方面与客观方面的统一，即客观上造成危害社会的行为，必须同时在主观上具有犯罪的故意或过失。被告濮某、黎某所实施的行为，是在病人家属再三恳求和保证的情况下实施的，其目的在于减少患者痛苦，主观上没有杀人的故意。因此，两人的行为不构成犯罪。

第二种意见认为，构成过失杀人罪。被告濮某、黎某身为医务人员，救死扶伤是其天职。但两人仅凭患者子女的请求，随意施行禁用药品，造成患者死亡，属于工作中的过失行为引起的，故定为过失杀人罪比较合适。

第三种意见认为，构成故意杀人罪。被告濮某、黎某明知给患者注射大量的禁用药品会发生病人死亡的结果，并希望发生。虽然出自家属的自愿要求，但作为医生对其死亡负有不可推卸的责任，并认为，这种故意杀人不同于一般杀人，确有其特殊性，主观恶性和社会危害程度要小一些，可从轻处罚。

此案被称为中国首例“安乐死”案件。鉴于我国目前尚无安乐死立法，按照现行法律规定，夏某其子王某和执行医生因涉嫌故意杀人罪被捕。6 年后，由于夏某直接死因并非安乐死所为，最高人民法院宣告他们无罪。

2003 年，胃癌晚期的王某又提出要求实施安乐死，但被拒绝。他临终前表示，不能如愿很遗憾。经历了漫长而痛苦的折磨，8 月 3 日凌晨，他终于走完了多舛的一生。王某走了，身后留下一个沉重而巨大的话题：到底该不该实行安乐死，“安乐死”这一原本争议就很大的话题再次引起人们广泛关注。

不少医学专家和社会学者提出了立法支持安乐死的议案。但由于安乐死牵涉法学、医学、伦理、道德、哲学、经济学等各个领域，争议巨大，究竟该如何立法十分艰难。

陕西省监察厅监察专员认为，安乐死虽然也是致人死亡，但与刑法中的故意杀人罪有着本质的不同。对垂危病人的“安乐死”所追求的并不是死亡结果，因为“这个结果已经确定”，“安乐死”希望通过人工调节改变其濒死前的痛苦状况。

“母亲当时只要有一线治愈的希望，我们都不会放弃的”，王某说，“在家属一栏签字的时候，我非常难受，手都在发抖，可是我没有犹豫。因为母亲那时已经卧床两年多了，背上长满了压疮，稍微动一下身子就痛得厉害，几次都要拿裤带把自己勒死。我那样做，相信母亲一定能够理解。”

据了解，有着13亿人口的中国60岁以上的人口比重已超过10%，北京地区高达12%。老年人因不堪病痛折磨而选择自杀的事例并不鲜见。

全国人大代表、中国工程院院士王忠诚是中国著名的神经外科专家。在2003年的全国人民代表大会上，受中国另一位医界重量级人物胡亚美的委托，王忠诚向大会提交了在北京率先试行“安乐死”，并建立相关法规的建议。

但对于这些支持“安乐死”的观点，不少专家还是表现出相当的谨慎。他们认为，公民的生命财产不可侵犯，未经法律许可而结束他人生命，这是对法律的亵渎和对人性的践踏，有悖于生存权利的道德准则。

也有观点说，从医学上来讲，人类对疾病的认识还十分有限，“绝症”的概念带有很大的经验性和主观性，放弃治疗不但违背救死扶伤的人道主义原则，丧失了起死回生的希望和可能，也势必妨碍医疗技术的提高和医疗科技的进步。

反对者还担心不法之徒借安乐死之名行谋杀之实。安乐死的“患者自愿”等前提条件很难界定，容易为自杀、他杀、谋财和逃避赡养等提供机会，也增加了无意识误诊的法律风险。

据悉，20世纪80年代中期，“安乐死”的建议已在全国人民代表大会上提出多次，2002年由北京市人大代表联名提出的议案未获得通过。

（三）严重缺陷新生儿的安乐死

在安乐死问题上，有一个重要的内容，就是关于严重缺陷新生儿的安乐死问题。在一些医学伦理学文献中，有人把严重缺陷新生儿安乐死与杀婴混同起来，实际上是不妥的。新生儿的安乐死，如同成年人安乐死，须有严重疾患为前提，而杀婴可能出于家庭经济或社会原因。

1. *问题的提出*　历史上早就存在对严重缺陷新生儿的处置问题。人们不仅杀死畸形新生儿，甚至对非法生育、有疾病苗头或性别不如意的新生儿也予以处置。斯巴达城邦明文规定：抛弃残废婴儿。亚里斯多德说过：“不应该让残废婴儿活下去。”杀婴、处置缺陷新生儿，成为古代“优生”的内容之一。

当代严重缺陷新生儿安乐死的提出，是鉴于当前医学高新技术的进步。部分新生儿缺陷严重，其生命状态低于基本生命质量标准。而且，人群中有先天缺陷的人数逐年增加。遗传性疾病目前已发现的约有四千余种，但在子宫内胎儿期能做出诊断的只有几十种，绝大多数要到出生之后才能被发现。许多先天性畸形的新生儿长大之后不能正常生活，对家庭和社会造成极大负担。因此，有人提出用新生儿安乐死的办法处置那些有严重遗传缺陷及畸形的婴儿，以利于提高生命质量。

2. *处置的标准及方式*　在严重缺陷新生儿安乐死问题上，处置标准极为重要。当一个有缺陷的婴儿降生之后，是不是都要处置呢？当然不是，必须以“严重畸形”为标准。参照生命质量标准、生命道德标准及当前临床医学技术水平，允许现已实行安乐死的国家制定三种标准，即舍弃、选择舍弃、不应舍弃三种。

（1）舍弃标准：包括出生后因严重缺陷短期内死亡者、不能发育到成年阶段者、发育至成年阶段后不具有基本生活自理能力者、目前不能矫正的严重畸形者。如小头症、严重脑积水、脑性瘫痪、先天性痴呆、严重心血管畸形、食管闭锁、肺发育不良、肾发育不良等。

（2）选择舍弃标准：虽有缺陷但并非十分严重，应根据新生儿母亲及亲属的抉择予以保留或舍弃。如严重的唇腭裂、肢体缺损、某些心血管畸形、染色体异常等。

(3)不应舍弃标准:轻度畸形如赘生物、并指、小血管瘤、单纯唇裂等,不能因性别选择、财产继承等借口而舍弃。

对严重缺陷新生儿的安乐死或处置,应严格遵循一定的程序及方式。首先须由主任(副主任)医师、主治医师或主管医师、助产士三级人员共同诊断,提出处置意见并签字。其次是新生儿的母亲、亲属或代理人填写意见并签字。只有在各方面意见一致的情况下,才能决定舍弃与否。具体方式主张采用主动安乐死方法,如麻醉窒息、注射药物或破坏大脑等。不宜采用被动安乐死,如停止治疗和喂养来等待自然死亡,因可增加患儿痛苦,对其亲属和社会产生恶劣影响。

3. *严重缺陷新生儿安乐死的道德意义* 对于有严重缺陷的新生儿是否实行安乐死,学术界意见不一。从理论上分析,同意实行严重缺陷新生儿安乐死的学者认为,具有以下道德意义:

(1)符合新生儿本身利益:对严重缺陷的新生儿予以安乐死,是符合其本身利益的。因为,作为一个有严重缺陷的新生儿,其一降生在世,便承受着肉体和精神上双重的痛苦,其生命状态低于基本生命质量标准,客观上不能作为有社会属性人而存在,主观上因不能享受社会人的权利而遭受一生的痛苦。予以安乐死,则不延长其痛苦,不延长其死亡,不使其陷入一个无意义的、不幸的生命。成年人安乐死有条标准是"患者要求",新生儿安乐死则不可能,但从主、客观实际考虑,可以代替婴儿做出这种要求。

(2)符合家庭和社会的利益:对严重缺陷新生儿施行安乐死,更重要的是符合患儿家庭和社会的利益。对严重缺陷新生儿实施安乐死是否道德,在人们的观念中现在已有了很大的转变。越来越多的父母认识到,抚养一个有严重缺陷的孩子,从经济上、精神上都是一个沉重的负担,不仅影响家庭的经济状况,也极大地牵扯人们的精力,影响工作,从而给社会带来不良影响。当然,我们也要防止以家庭或社会的利益为理由不公正地对待有缺陷的新生儿,所以要制定标准或法规,以保护新生儿应得的正当权益,防止滥施对缺陷新生儿的舍弃处置。

(3)有利于优生优育政策:优生优育是我国的一项重要国策,它有利于提高民族的人口素质,有利于家庭的幸福,有利于减轻家庭和社会的经济负担,有利于以科学的态度贯彻执行计划生育政策。对严重缺陷新生儿实施安乐死,是与以上内容相符合的,有利于优生优育政策的贯彻与实施。总之,严重缺陷新生儿安乐死的道德意义是极高的,它改变着人们的观念,使生命神圣论、生命质量论和生命价值论的统一得到了完美的体现。

第三节 死亡善后处理中的伦理问题

病人死亡之后的善后处理,包括尸体料理、尸体解剖、对家属的安慰、死后一些现实的认识、居丧期的照顾等。以往作为医务人员对死亡善后处理问题及其道德要求重视不够,往往把这一工作与医疗工作相分离。现代生物-心理-社会医学模式要求死亡善后处理应作为整个医疗行为的一部分,因为这不仅关系到死者的尊严、生命的神圣,更重要的是关系到家属和亲友们的身心健康,特别是配偶及子女的身心健康。从医学目的、医德原则"救死扶伤,防病治病,发扬社会主义人道主义,全心全意为人民的身心健康服务"的观点来看,注重死亡善后处理中的道德要求是十分必要的,也是十分重要的。

一、尸体处理中的伦理要求

(一) 死亡过程人体的改变

人在死亡过程中，依据死亡的不同阶段，人的机体在病理、生理及解剖上会产生不同的表现。

1. *濒死期*　又称临终状态。此时人体各系统功能严重障碍，中枢神经系统脑干以上受到深度抑制，表现为意识模糊或丧失，各种反射迟钝，心搏微弱，血压下降，潮式呼吸，体温调节中枢功能障碍，体温过高或不升。其他脏器功能亦发生重度紊乱，最后心搏、呼吸停止进入死亡期。

2. *临床死亡期*　由于延髓处于深度抑制，表现为心搏和呼吸停止，各种反射均消失，生命活动停止。此期生命器官虽已停止活动，但组织细胞还没有死亡，仍进行代谢过程，如经积极抢救，仍有可能复活，特别是窒息、失血、电击或药物中毒等原因而致死者。

3. *生物学死亡期*　为死亡最后阶段。此期整个神经系统和器官均出现不可逆性变化。虽经多方抢救，整个机体不可能复活并逐渐出现尸斑、尸冷、尸僵、尸腐。

(二) 尸体处理中的伦理要求

当病人经抢救无效，医生做出死亡诊断之后，医务人员，特别是护理人员应予以尸体料理。尸体料理的目的是使尸体清洁无味、五官端正，容貌安详、肢体舒展、位置良好、易于鉴别。良好的尸体料理不但是对死者的尊重、对家属的安慰，更体现医务人员崇高的人道主义情怀。因此，尸体料理的道德要求，与尸体料理的技术操作紧密地结合在一起。具体要求有以下几方面：

1. *尊重严肃，认真不苟*　在尸体料理时医务人员应对死者持尊重态度，表情严肃，不能随便摆弄，任意暴露，要认真地一丝不苟地按操作规程进行料理，既不能畏缩不前，也不能打逗乱语。动作敏捷果断，抓紧时间，以防尸体僵硬造成料理困难。

2. *保护病友，对社会负责*　为了防止死亡对其他病人产生恶性刺激，病人多应在抢救室或单间病房度过临终阶段，以便于死后的尸体料理。否则亦应设置屏风遮挡其他病人视线。为了对社会负责，对传染病死者必须按规定料理尸体，严格做好各方面的清洁消毒或焚烧处理，以防传播疾病，危害社会。

3. *遗嘱遗物妥善处理*　由于病人死亡之际必然有医务人员在场，而家属却不尽然，所以死者的遗嘱、遗物必须尽心尽责地处理好。例如，尊重死者的隐私，不能乱讲遗嘱的内容，应有两名以上医务人员或与家属共同清点病人遗物，及时转交，或认真记录，不能草率，以免引起纠纷。更不能据为己有，违背基本道德。

二、对待死者家属的伦理要求

(一) 死者家属的心理特征

病人死亡之后，其家属心理上发生一系列悲伤反应，其过程一般可分以下几个阶段：

1. *震惊*　突然获悉亲人好友去世，可能出现行为的反常，拒绝相信事实。

2. *解组*　在震惊过后，一个人可能有不知所措的心态，无法做理性选择。

3. *反复无常的情绪* 自己产生无助、痛苦、挫折的感觉，甚至对死者感到怨恨。

4. *罪恶感* 觉得死者生前没有好好对待他，甚至认为自己要对死者的死亡负责。

5. *失落与孤独* 生活中任何细节都会诱发这种感觉，如照片、物件。

6. *解脱* 认清死者已逝，死亡不仅是死者本人的解脱，也是活人的解脱，包括精神和经济的解脱。

7. *重组* 这个过程是渐进的，个人重新寻找生活方向，准备过新的生活。

（二）对待死者家属的道德要求

1. *理解家属的悲痛心情* 家属面临经济上的困扰、精神支柱的倒塌、心理上的痛苦等不亚于临终病人的身心痛苦。所以，应针对以上家属的心理特点，予以关心、安慰、帮助，使他们在适当的时机使心中的悲痛得到适当的发泄。

2. *耐心劝导家属面对现实* 死亡对病人来说是痛苦的结束，对家属则是悲哀的高峰。医务人员要做好安慰劝导工作，使他们面对现实，尽快摆脱孤独与失落，从哀伤中解脱出来，重组新的生活。

3. *做好家属的善后工作* 病人死后，医务人员要选择适当时机，向家属说明病情死因，协助家属整理好遗物，进行良好的尸体料理，并尽可能帮助解决实际困难。

三、尸体解剖的道德要求

（一）尸体解剖的意义

尸体解剖对医学发展具有重要意义。我国清代医学家王清任就敢于冲破封建礼教的束缚，对大量尸体进行观察、解剖。新中国成立后，我国在尸体解剖上仍然阻力很大，尸体来源很少，死亡病人的尸解率很低，20 世纪 50 年代为 10%～30%，之后尸解率降到 10% 以下。

近年来，为了肃清旧观念的影响，促进医学发展，我国医药卫生界不少专家学者带头签名，表示愿意死后献出遗体供医学研究之用。所以，在临床上，我们医务人员应以正确的态度动员那些应该进行尸体解剖死者的家属，动之以情，晓之以理，耐心说服，争取尸体解剖的成功。同时，我们还要以科学的态度来进行尸解工作，并严格遵循尸解道德规范。

（二）尸体解剖的道德规范

1. *尸解应征得死者生前或家属同意* 凡是死者生前遗嘱表示要捐献遗体者，其家属不能违背死者遗愿而拒绝尸解。根据医学伦理学观点，在特殊情况下，为了查明病因，提高诊疗水平，虽未征得死者生前或家属同意，只要经有关部门批准，也可进行解剖。

2. *爱护和尊重尸体* 在解剖过程中，应保持严肃认真的态度，不可嬉笑乱语，不可有不礼貌行动。除了必要的操作，应像对待活人一样尊重尸体。死者把尸体贡献给医学，我们医务人员也应借此受到教育，培养良好的医德医风。

3. *尸解必须用于医学目的* 尸解的目的是为了搞清死亡原因和法学的需要，是为了搞清药物作用处理和治疗方法的疗效，是为了医学发展和医学教育的需要。背离医学目的或法律目的的尸体解剖，应视为不道德的行为。

案例分析

2003 年 11 月 10 日荷兰一院(即上院)以 46 票赞成、28 票反对的结果通过了“安乐死”法案,这使得荷兰成为世界上第一个把安乐死合法化的国家。法案规定,身患不治之症的病人在考虑成熟后,可自愿提出结束生命的书面请求,主治医生则应向病人详细陈述实际病情和后果预测,并由另一名医生参与诊断和确诊,可实施安乐死。法案还规定,实施安乐死的手段必须是医学方法。

2003 年 11 月 30 日,在阿姆斯特丹,这是一个极平常的日子,但对托莱尔来说,这又不是平常的一天,因为她的母亲选择在当天与所有的亲朋好友诀别。这也是荷兰议会顺利通过安乐死合法的第二天。上午 10 时,托莱尔和她的两个姐妹、孩子们及其他朋友,等待牧师走进了家门,祈祷后,两名医生随后也进来了。房间布满鲜花。老母亲躺在床上,吃力地试图做出某种表情,对来人一一含笑。她今年 71 岁,她是一位非常开明的退休教师,几年前得了不治之症。几个月前,她就提请医生给她实施安乐死,以减轻自己的痛苦,并且已经获得了两位主治医生的同意。开始,托莱尔坚决不同意,但看到母亲一直在经受地狱般的折磨,拗不过老母亲的强求,在与姐妹们商量之后决定同意实施安乐死。老太太吃力地点了点头,托莱尔流着眼泪,下令关灯,同时点起蜡烛,播放了妈妈爱听的音乐。有人轻轻地,轻轻地抽泣,医生则用他颤抖的手给老太太注射了致命的药物,一会儿,老太太走了,但她是含笑走的……

请对这个案例进行伦理分析。

思考题

1. 什么是临终关怀？临终关怀中的道德要求有哪些？
2. 安乐死的含义是什么？有哪些类型？
3. 列举对严重缺陷新生儿的处置标准及方式。
4. 关于尸体处理中的伦理要求有哪些？

第12章 生命科学研究与医学人体试验的伦理

第一节　生命科学研究及伦理问题

一、生命科学研究概述

(一)生命科学研究的含义

生命科学研究是指以客观的生命现象作为研究客体,运用科学的手段和方式,认识和揭示生命的本质、结构、功能及其发生、发展客观规律的探索性实践活动。

(二)生命科学研究的特点

1. *研究对象的复杂性*　人的生命现象是物质世界长期演变、进化的产物,与非生命现象具有共同的存在根据和规则,但作为高级的物质存在方式,生命现象又具有不同于非生命现象甚至其他生命现象的客观属性和逻辑。因此,生命现象不但不能简单地还原、归结为一般物质的本质及其规律性,而且应特别强调生命现象的特殊机制及其规律性。已有的生命科学研究表明:与非生命现象相比,生命的物质结构、功能、进化规则、个体差异等要复杂得多,可以说是世界万事万物中最难把握的现象,尤其是人类的生命现象。

2. *研究过程的复杂性*　生命科学研究过程的复杂性不仅取决于研究对象即人的复杂性,更取决于研究自身的复杂性。无论是对生命群体、个体的,还是对群体、个体的实验分析,即使在设计、实施得十分理想的实验室观察、实验,其用时一般都比非生命现象、其他生命现象的同类研究要长,干扰因素要多,可重复性要困难,过程的连续性、可控制性和客观性差得多。

3. *研究结果的复杂性*　上述特点决定了某一具体生命科学研究结果的复杂性。同样的研究往往得出不同的结果,而且,当研究结果以结论形式出现时,往往注入研究者的主观认识因素,如世界观、方法论甚至性格特点,其中最重要的是世界观,对研究结果的影响最复杂。19世纪八九十年代,德国的W. 鲁(Wilhelm Roux)通过对早期蛙胚的实验研究提出了著名的“发育镶嵌学说”,从而成为实验胚胎学的创始人之一。与他同时代的学者H. 德里施(Hans Driesch)在用海胆作为实验对象检验鲁的镶嵌学说的实验中,却得出了与镶嵌学说相反的结果。后世的生命科学史学家认为,W. 鲁和H. 德里施两人在实验结果上出现的矛盾,首先是他们所使用的研究对象和实验技术不同所致;其次缘于他们对分化原因的理解和解释,即W. 鲁强调内因,而H. 德里施强调外因。

4. *研究影响的复杂性*　非生命现象的研究成果及其运用,直接影响和改变的只是非生命界,而对生命界只具有间接影响和改变的作用;就其影响性质而言,正负效应界限比较分明,而且人们有信心,使其正效应远远大于负效应,争议往往不是特别大。生命科学研究尤其是对人的生命科学研究的成果及其运用,无论对生命界,还是对整个物质世界,特别是对人类自身,都不仅具有直接影响,还会发生间接影响。就其影响性质而言,由于此类研究结果直接、长远地作用于人类命运,正负效应的界限在短时间内难以划清,人们对其安全性、负效应的忧虑要沉重得多,争议特别大,20 世纪末以来,对克隆人的激烈反应便是典型例证。

这是生命科学研究不同于数学和物理学的地方。因此,生命科学研究不能简单地采用公理化的方法构造学科理论体系,不能采用逻辑演绎的方法推论出医学现象。生命科学(包括生物医学)研究依然具有实验科学和经验科学的性质,需要通过观察和实验,在经验层次归纳和总结出结论。最好的方法是卫生统计学的方法、动物实验方法及流行病学调查方法。

二、生命科学研究的伦理问题

1. *研究主体与研究对象之间的权益矛盾*　随着社会的进步与发展,人类越来越重视被作为实验对象的其他物种和自然环境的权利,有些国家的法律明文规定,侵犯其权利是不道德的。生命研究不仅需要做动物实验,还需要做人体实验。于是,研究主体与研究对象即研究者与受试者之间产生权益矛盾,其核心是双方的权利和义务的关系问题。20 世纪中叶以后,一些国家文献已明确提出此类问题,并确立了基础准则。

2. *研究对象的权益与生命科学发展利益之间的价值冲突*　一项研究对医学发展可能有明显的意义,如果受试对象是人,那么对受试者个人就可能造成损伤,甚至出现不可预测的后果。此时,在受试者健康价值与医学发展价值不能两全的情况下,谁服从谁?化解这种冲突是一大伦理问题。

3. *研究者群体内部的利益矛盾*　研究课题开题之前,研究人员之间可能会出现分工的矛盾,例如,主课题与子课题的矛盾,主持人与课题组成员的矛盾等;在研究过程中也会有资源如何共享、先行完成的课题可否先行一步独立公开发表等问题;研究结束后,成果如何分享,包括论文署名、荣誉享受和资金分配等。这些均需要参与者有良好的科研道德。

4. *研究过程中的不正当行为*　不正当行为是指研究者在研究过程中出现的不符合伦理准则,甚至违背伦理准则的做法。在生命研究领域中,不正当行为主要表现在:科研设计缺乏全面、充分的准备,尤其缺少人文理念;弄虚作假,骗取伦理审查;重结果,轻过程,实验的完整性、可信度大打折扣;编造、篡改、隐瞒实验数据,生拼硬凑,急功近利;抄袭、剽窃、占有别人的科研成果;人体实验中侵权、违规行为等。生命研究中的不正当行为具有极大的危害性。它不仅会损害科学事业,败坏科学道德,而且会造成严重的社会问题、生态问题甚至人体受试者被伤害等问题。因此,必须加强生命研究中的道德建设,既强化生命研究道德的他律机制,又强化研究者的自律素质,从而有效遏制生命研究中的不正当行为。

三、生命科学研究的伦理准则

1. *动机纯正,勇攀高峰*　医疗事业是为人民群众服务的,生命科学研究同样要坚持为人民服务的方向。生命科学研究的目标是发展医学,造福人类,背离这一目标的研究不符合伦理要求。因此,在生命科学研究课题的选择方向和伦理价值目标上,研究者不能把个人的意愿、兴趣、名利放在第一位。研究课题应该以人民大众的健康需要为目标，与国家经济发展现状和个人、集体的医学科研实力相结合，选题要符合国家、社会、集体的利益，符合医学的发展和要求。

2. 尊重科学，严谨求实　生命科学研究对象的复杂性和特殊性直接关系到人的生命健康与安危，研究应严格按照设计方案和程序进行，不能随心所欲地修改数据，甚至伪造资料和成果，若要取消或停止个别项目或步骤，必须有科学和伦理的论证。尊重科学，严谨求实是科研工作的道德原则，离开事实就谈不上科学。生命科学研究中的虚假成果最终会受到舆论的谴责。

3. 谦虚谨慎，团结协作　这是生命科学研究的重要道德原则。科研成果的取得，离不开个人的努力，但又不能忽略集体的力量。参加课题的研究人员，不论其分工怎样、技术能力大小，都应该团结协作、互相尊重、相互信任、发扬学术民主。这不仅有利于发挥个人优势，而且能弥补自己的不足，有利于多出成果、出好成果。任何一项科研成果，都是集体的智慧和辛劳的结晶，必须客观、公平地对待科研成果。

4. 反对垄断，合理保密　生命科学研究中有保密问题，但对保密的范围、程度一直有不同的看法，应做具体分析。生命科学研究的保密，一方面能排除外界的干扰，在有限的时间内完成研究；另一方面也是为了保护知识产权，保护国家和个人的利益。

5. 不畏艰难，忘我献身　生命科学研究要有献身精神，人们在揭示自然规律的过程中会遇到许多艰难和困苦，甚至会牺牲生命。研究者要克服和战胜困难与挫折，奉献于人类的文明、发展和进步。

第二节　医学人体试验概述

一、医学人体试验的含义

人体试验是以人作为受试对象，用人为手段，有控制地对试者进行观察和研究的医学行为过程。

依据不同标准可以把人体试验划分为不同类型。

1. 天然试验　这是以观察自然事物与个体健康之间的关系来研究某种结果的试验。如战争、饥荒、瘟疫等都是对人的一种天然试验，它的过程、手段和后果都不受试验者的控制，所以试验的目的没有道德责任。如苏联切尔诺贝利核电站事故后，许多人受到了放射性污染的危害，苏联及美国的医学科学家在救治这些病人的过程中，收集了大量核污染对人体危害的数据和资料，并取得了治疗核辐射病人的许多新经验。天然试验是不受人为干预的，但后果对受试者来说往往是比较严重的。

2. 自体试验　试验者以自己的身体作试验对象。如中国古代的“神农尝百草”；1830 年唐纳利把碳素和一个致死量的番木鳖素同服，结果碳素成了保护剂，证实了碳素能吸收生物碱。这都反映出医务人员的高尚品德。

3. 志愿试验　这是在受试者知情同意情况下进行的试验，由于受试者知道试验的后果并且志愿参加，所以不存在道德争议。

4. 强迫试验　这是在一定压力下，违背受试者志愿的情况下进行的，是不道德的。

二、医学人体试验的意义

人体试验在医学科学研究中有着极其重要和特殊的地位。无论是基础的医学研究，还是临床的诊断、治疗和预防都离不开人体试验，医学的任何新理论、新方法，在应用之前，必须经过各种成功的动物试验，然后再做临床人体试验。只有经过人体试验证明，确定有利于某种疾病的诊断、治疗的方法才能推广应用。即使已经在临床上常规运用的理论和方法，也必须不断地经过人体试验加以改进和完善。从医学的发展历史看，没有人体试验就没有医学，更没有建立在现代物理和生物学基础上的现代医学。因而，人体试验无疑对于医学的发展具有重大意义。也正因为对医学的发展和人类健康起了很大的作用，依靠人体试验得出的结果，控制了危害人类健康的诸多病症，符合造福人类的目的，伦理学上赋予了人体试验以积极肯定的评价。

1. *人体试验是医学的起点和发展手段*　医学史表明，中西方医学都发起于人体试验。在人类与疾病作斗争的起始阶段，人们就是通过亲身的尝试、体验来研究各种针药的治病效果的。中国古书上说："神农氏尝百草之滋味，一日而遭七十毒。"现代医学的发展，无论是基础医学研究，还是临床医学研究，同样依赖于人体试验。从某种意义上说，没有人体试验，就不会有医学的进步。

2. *人体试验是医学基础理论研究和动物试验之后，常规临床应用之前不可缺少的中间环节*　这是因为一方面动物试验的结果不能直接推广应用到人身上；另一方面有些疾病是人所特有的，不能用动物来复制疾病模型，对这类疾病的研究，只能做人体试验。

然而，历史上人体试验也给人类带来过无法估量的灾难。第二次世界大战期间，德、日法西斯利用战俘和平民进行惨无人道的细菌人体试验，致使几百万人无辜死亡。第二次世界大战后世界各地也时有滥用人体试验的报道，1997年4月美国披露在非洲部分国家进行9项有关艾滋病药物AZT疗效试验，有1.2万名妇女参加了试验，其中有相当一部分是艾滋病病毒感染者。由于没有向所有参加试验的非洲孕妇提供具有抑制艾滋病母婴传播的叠氮胸苷(AZT)或减少或仅服安慰药，致使大约1000名新生儿感染了艾滋病。显然，这些人体试验，由于背离医学目的和正义动机，违反伦理规范，损害了受试者的利益，是为伦理学所坚决反对的。国际社会对此也已作出了很多积极举措，先后制定了《纽伦堡法典》《赫尔辛基宣言》《人体生物医学研究的国际准则》《关于对人体进行生物医学研究的国际原则建议案》等文件，为人体试验确立了世界各国应当普遍遵循的道德原则。

第三节　医学人体试验引发的伦理问题

一、医学人体试验引发的伦理矛盾

(一)利与害的矛盾

许多人体试验尽管目的是为了提高诊疗水平，医治疾病，但试验本身往往利中有弊、弊中有利，处于利与弊的矛盾状态中。许多新疗法和新药物的试用，都存在着利与害的矛盾。

(二)科学利益与受试者利益的矛盾

科学利益与病人利益，从根本上看是一致的，但在实践过程中又是矛盾的。人体试验自始至终存在着科学利益与受试者利益之间的冲突。如果是临床性试验,而且试验内容与受试者所患疾病的治疗有关,那么这种冲突一般可以得到缓和;如果是非临床性试验,试验内容与受试者所患疾病的治疗无直接关系,或者受试者是健康人,那么这种冲突就容易激化。

(三)自愿与无奈的矛盾

人体试验是以人体作为受试对象的,因此作为受试的人应是自愿的。但有的自愿者是由于金钱、生活所迫而同意或签字的,有的自愿者是出于对自己疾病救治的期望,这种情况在道德上就会出现自愿与无奈的矛盾。至于非志愿试验,即迫于武力或政治压力,受医师的欺骗、胁迫、诱导而参加的试验更不是真正的志愿。

(四)主动与被动的矛盾

在人体试验中,试验者完全明确试验的目的、要求、途径和方法,在一定程度上对后果的利与害也有所估计,且对可能出现的危害制定了相应补救措施,所以试验者是主动的。而受试者则对试验的目的、要求和方法大多不了解或不太明确,对可能发生的危害亦无相应的措施,因此是被动、盲目的。

二、医学人体试验的伦理原则

人体试验自古已有,但从道德的角度对它进行认真地关注和规范还是现代的事情。第二次世界大战中法西斯分子随意把人当做试验品进行试验,这种非人道行为引起了国际上的重视。1946年,纽伦堡法庭审判了23名医学方面的战争罪犯;1964年,第十八届世界医学大会通过了《赫尔辛基宣言》;东京第二十届世界医学大会进一步修订了《赫尔辛基宣言》,对人体试验的道德问题作了基本规定。

1. *医学目的原则* 人体试验的目的必须是为了改进疾病的诊断、治疗和预防方法,为了深入了解疾病病因和发病机制,以更好地维护人们的健康,提高医疗技术水平,凡背离这一目的的任何试验都是不道德的。以科研为名,随意将人做试验的行为更是不允许的。同时,人体试验的程序设计必须严密,并需经有关专家审定和有关部门批准方可实施。

2. *保护受试者利益的原则* 保护受试者的利益是人体试验人员必须遵守的最基本的道德原则。它包含四方面内容:①人体试验必须取得受试者同意。关于试验的目的、方法、预期好处、潜在危险等必须事先如实告诉受试者。受试者在任何时候都可以撤销自己的承诺,医务人员不能因此影响对他们的正常治疗;②在人体试验中,应特别注意使受试者的外界环境和生活福利不受影响。试验前要权衡利弊,不能只顾医学研究,忽视受试者的利益;③主持试验者必须具有较高水平和经验,即试验必须在有较高学术水平和经验丰富的研究人员或受过严格训练的医生的监督指导下进行;④必须提供充分的安全措施,杜绝残废和死亡,保证对受试者不产生或将不良影响减少到最低限度。在试验过程中,一旦出现严重危害受试者利益的意外和风险时,无论试验多么重要都应立即停止。

3. *科学对照原则* 由于人体试验不仅受试验条件和机体内在状态的制约,而且受社会、心理等因素影响。为了排除偏差,使结果更准确,必须设置对照组。对照试验还要注意对照组和试验组的齐同性和可比性,分组要随机化,可采取抽签或用随机数目表等方法进行分组。如弄虚作假,主观地取得资料,结论是不客观的,也是不道德的。

4. *尊重受试者的知情同意权* 知情同意是指向受试者告知试验的各种情况,使受试者自愿确认其同意参加该项临床试验的过程,以签名和注明日期的知情同意书作为证明文件。

案例分析

一对夫妇认识某医院妇产科的李医生。当他们的孩子即将诞生前,找到李医生。李医生把女方安排进医院待产。随着"哇"的一声,早已等在产房外的丈夫急切地想了解婴儿情况,其妻也正在焦急等待助产士通报,可就是迟迟无人告诉他们孩子是男是女,因为这孩子是个两性人。为了保证产妇的健康,医生只向家属交代,他们生了一个畸形儿。次日,丈夫找到了李医生,苦苦恳求说不想要那个孩子,让医生想想办法,经不住他反复恳求,李医生给这个刚出生才两天的孩子注射了一支吗啡,孩子死了。但是事情并没有结束,这对夫妇不知从哪打听到这种畸形可以通过手术治疗,于是便因孩子的死找医院打官司。最后他们赢了,李医生却受到了降职降薪、记过等处分,她因此得了精神分裂症,逢人便说:"我不是故意的!"

讨论:一个真两性畸形的新生儿能不能处置?这样的孩子有没有生的权利?

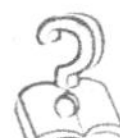

思考题

1. 列举生命科学研究的特点。
2. 试述在生命科学研究中的伦理问题。
3. 简述人体试验的意义。
4. 在进行人体试验时需要遵循的伦理原则有哪些?

第13章 人胚胎干细胞与克隆人研究的伦理

第一节　人胚胎干细胞研究的伦理

一、人胚胎干细胞的含义

人胚胎干细胞(human embryonic stem cell,HES)是一种源于人囊胚内细胞团,经体外分离、培养获得的原始多能干细胞。由于其人源性,人胚胎干细胞受到高度关注是干细胞研究中最新的热点。1998 年,Thomason 等首次利用临床上志愿捐献的体外受精——胚胎移植(in-vitro fertilization and embryo transfer,IVF-ET)胚胎建立了 5 个人胚胎干细胞系。此后各国科学家进一步开展了大量的工作,到目前为止,国际上已有美国、英国、新加坡、澳大利亚、瑞典、日本、中国、韩国等 10 余个实验室报告建立了约 120 株人胚胎干细胞系,其中 78 株在美国 NIH 登记注册。

人胚胎干细胞的分离和体外培养成功具有极其重要的研究和临床应用价值,可用于体外研究人类胚胎发生发育的过程,有助于理解分化发育的机制、认识生命和疾病的现象。通过对人胚胎干细胞体外分化和定向分化的研究,将其用来修复或替换丧失功能的组织和定向分化的研究,可识别某些靶基因,为人类新基因的发现及其功能的研究提供新方法。人胚胎干细胞最为深远的潜在用途是通过定向分化诱导产生各种特化的细胞和组织,将其用来修复或替换丧失功能的组织和器官,从而治疗许多疾病,如帕金森病、阿尔茨海默病、脊髓损伤、脑卒中、烧伤、心脏病、糖尿病、白血病、骨关节炎等。经过遗传工程改造的人胚胎干细胞,还可为人类疾病的基因治疗开辟更广泛的应用前景。在生物学特征上,人胚胎干细胞具有哺乳动物胚胎干细胞的共性,也有一定的特性。

二、人胚胎干细胞研究引发的伦理争论

(一)人胚胎干细胞研究引发的伦理争论

每年有成千上万的人患上或死于严重的神经系统退行性疾病(如帕金森病、多发性硬化或脑卒中)、心肌梗死、肝炎、糖尿病及白血病等。20 世纪 90 年初兴起的干细胞治疗可以改善甚至治愈这些疾患。但如果这些干细胞来源于人的胚胎,那么是否会引出伦理纷争呢？事实上,关于胚胎干细胞研究一定会引起医务人员与病人共同关注的伦理问题,其主要问题焦点在于破坏人类胚胎及胚胎干细胞研究所带来的潜在医疗利益。临床上产生的大量问题使得治疗

资源必须得到重视(如肾移植的肾源问题),并且资源的质量同样存在伦理学问题。正是这些社会学与法律上的问题,引起了世界范围内干细胞研究的伦理问题大讨论。由于这项研究涉及人体胚胎的使用,反对者认为人类胚胎是人类生命的雏形,理应受到尊重而不该肆意破坏,但大多数科学家支持干细胞研究,认为胚胎干细胞研究可为治愈那些至今仍属不治之症的疾病提供美好前景而造福人类。基于“医为仁术”这句伟大医学格言,中国国家人类基因组南方研究中心伦理委员会于 2001 年 10 月 16 日在上海通过了《人胚胎干细胞研究的伦理指导大纲(建议稿)》,对我国干细胞研究相关生物伦理学问题作了很好的阐述。

人胚胎干细胞的三种来源都涉及胚胎是不是生命、应不应该得到尊重的伦理问题。在西方国家,有不少人坚持胚胎就是生命,特别是一些基督教徒和神职人员以及反对堕胎的人员,他们认为这是亵渎神灵、侮辱生命的尊严,并且认为克隆人的胚胎迟早导致克隆人的出现,故而强烈抵制和反对。女权运动者也从妇女、尤其是贫穷妇女的健康保健出发,对干细胞研究提出异议。在过去几年中,有些西方国家曾立法禁止或部分限制人胚胎干细胞研究。

(二)我国对人胚胎干细胞研究的基本立场

鉴于干细胞研究的巨大社会和经济利益,同时也涉及人类生命雏形以及“克隆人”的重大伦理问题,我国国家人类基因组南方研究中心伦理、法律和社会问题研究部伦理委员会认为:为了“医为仁术”这个崇高的事业,应该支持我国科学家积极开展人胚胎干细胞研究,使我国人胚胎干细胞研究健康有序地发展,为 21 世纪科学的发展做出我们的贡献。该中心的伦理指导大纲中指出,人胚胎干细胞研究应遵循的伦理原则包括:行善和救人、尊重和自主、无伤和有利、知情和同意、谨慎和保密等原则。对胚胎干细胞研究的伦理规范中,首先是反对“克隆人”。人胚胎干细胞研究中涉及体细胞核转移技术(SCNT),因此坚决反对滥用 SCNT 用于复制人类为目的的任何研究;二是支持治疗性克隆的研究,如通过干细胞研究得到的组织、器官,可用于临床移植手术等;三是谨慎对待胚胎试验。另外,该大纲还对 SCNT 创造胚胎进行干细胞研究等也做了相应的规范,如禁止将 SCNT 所形成的胚胎植入妇女子宫或其他任何物种的子宫内等。

随着生命科学技术的发展,世界范围内的干细胞伦理纷争逐渐走向明朗。世界各国通过立法手段,使人胚胎干细胞研究走上健康的研究轨道,为人类带来美好的生活质量和福祉。

第二节　人胚胎干细胞研究的限制与规范

一、国外人胚胎干细胞研究的做法

在德国,1990 年制定的《胚胎保护法》,严禁以研究为目的杀死人类胚胎;2002 年 4 月 25 日,德国的立法者最终同意在严格控制下进口人胚胎干细胞以供研究之用,条件是避免这些人类胚胎在德国境内被破坏。

在英国,2000 年 8 月卫生部提出的“干细胞研究:医学进步与责任”的报告被议会通过,报告中提到“应该允许旨在增加对人类疾病的了解和以细胞为基础治疗这些疾病的人类胚胎研究(无论是体外受精产生的胚胎,还是由细胞核替代所产生的胚胎)”,但是这种研究应该服从 1990 年的《人类受孕和胚胎学法》的管理。

在美国,1999 年国家生命伦理学顾问委员会提出的“人干细胞研究的伦理学问题”的报告主张:有关获取和利用来自流产后胎儿尸体组织中的胚胎生殖细胞的研究与有关提取和使用来自治疗不孕症后遗留胚胎中的人类胚胎干细胞的研究,应该继续有资格或有资格获得联邦资助;而联邦机构不应该资助仅仅为了研究的目的用体外受精制造胚胎与涉及以体细胞核转移入卵母细胞制造胚胎,从中提取或使用人胚胎干细胞的研究。2000 年 8 月 4 日,当时的美国总统克林顿宣布,美国政府今天开始准许用政府经费进行人胚胎干细胞的研究,他认为干细胞研究会带来"令人难以置信的潜在益处"。接着,美国国家卫生研究院提出并于 2008 年 8 月 25 日生效的"关于使用人类多能干细胞进行研究的指导准则",2000 年 11 月 23 日又进行了修改。但是,2001 年 7 月 30 日美国政府就人体克隆又发表了一份声明,声明中说:布什政府"明确反对人体克隆技术用于人类繁殖或科学研究。在科学探究之路上,克隆技术对人类提出的伦理道德不容忽视"。并且,第二天美国众议院又通过了一项禁止任何克隆人类胚胎行为的法案。2001 年 8 月 9 日,当时的美国总统布什同意用联邦政府资金资助人胚胎干细胞研究,不过仅限于 9 日前已经提取的 64 个干细胞株。然而,无法禁止非政府或私人资助的研究,事实上 2001 年 11 月美国先进细胞技术公司宣布克隆出人的胚胎,以供研究干细胞之用。

比利时和其他一些国家同英国一样,允许用受精后 14 天之内的人胚胎进行研究;日本和丹麦等国允许对体外受精——胚胎移植不孕症夫妇剩余的胚胎进行研究,但是禁止纯粹为研究而培育人胚。

二、中国《人胚胎干细胞研究指导原则》

为保证促进我国人胚胎干细胞研究的健康发展,2003 年 12 月 24 日科技部和原卫生部联合下发了 12 条《人胚胎干细胞研究伦理指导原则》。明确了人胚胎干细胞的来源定义、获得方式、研究行为规范等,并再次申明中国禁止进行生殖性克隆人的任何研究,禁止买卖人类配子、受精卵、胚胎或胎儿组织。

《人胚胎干细胞研究伦理指导原则》如下。

第一条　为了使我国生物医学领域人胚胎干细胞研究符合生命伦理规范,保证国际公认的生命伦理准则和我国的相关规定得到尊重和遵守,促进人胚胎干细胞研究的健康发展,制定本指导原则。

第二条　本指导原则所称的人胚胎干细胞包括人胚胎来源的干细胞、生殖细胞起源的干细胞和通过核移植所获得的干细胞。

第三条　凡在中华人民共和国境内从事涉及人胚胎干细胞的研究活动,必须遵守本指导原则。

第四条　禁止进行生殖性克隆人的任何研究。

第五条　用于研究的人胚胎干细胞只能通过下列方式获得:

(一)体外受精时多余的配子或囊胚;

(二)自然或自愿选择流产的胎儿细胞;

(三)体细胞核移植技术所获得的囊胚和单性分裂囊胚;

(四)自愿捐献的生殖细胞。

第六条　进行人胚胎干细胞研究,必须遵守以下行为规范:

(一)利用体外受精、体细胞核移植、单性复制技术或遗传修饰获得的囊胚,其体外培养期限自受精或核移植开始不得超过 14 天。

(二)不得将前款中获得的已用于研究的人囊胚植入人或任何其他动物的生殖系统。

(三)不得将人的生殖细胞与其他物种的生殖细胞结合。

第七条　禁止买卖人类配子、受精卵、胚胎或胎儿组织。

第八条　进行人胚胎干细胞研究,必须认真贯彻知情同意与知情选择原则,签署知情同意书,保护受试者的隐私。

前款所指的知情同意和知情选择是指研究人员应当在实验前,用准确、清晰、通俗的语言向受试者如实告知有关实验的预期目的和可能产生的后果与风险,获得他们的同意并签署知情同意书。

第九条　从事人胚胎干细胞的研究单位应成立包括生物学、医学、法律或社会学等有关方面的研究和管理人员组成的伦理委员会,其职责是对人胚胎干细胞研究的伦理学及科学性进行综合审查、咨询与监督。

第十条　从事人胚胎干细胞的研究单位应根据本指导原则制定本单位相应的实施细则或管理规程。

第十一条　本指导原则由国务院科学技术行政主管部门、卫生行政主管部门负责解释。

第十二条　本指导原则自发布之日起施行。

科学技术部
卫　生　部
二零零三年十二月二十四日

第三节　克隆人研究的伦理

一、克隆的含义

(一)克隆的定义

克隆是英文"clone"或"cloning"的音译,原意是指以幼苗或嫩枝插条,以无性繁殖或营养繁殖的方式培育植物,如扦插和嫁接。在中国内地译为"无性繁殖",在台湾地区与港澳地区一般意译为复制或转殖或群殖。克隆是指生物体通过体细胞进行的无性繁殖,以及由无性繁殖形成的基因型完全相同的后代个体组成的种群。通常是利用生物技术由无性生殖产生与原个体有完全相同基因组织后代的过程。

(二)克隆技术的争议

1. 支持者的观点

(1)克隆技术与遗传育种:在农业方面,人们利用"克隆"技术培育出大量具有抗旱、抗倒伏、抗病虫害的优质高产品种,大大提高了粮食产量。在这方面中国已迈入世界最先进的前列。

(2)克隆技术与濒危生物保护:克隆技术对保护物种特别是珍稀、濒危物种来讲是一个福音,具有很大的应用前景。从生物学的角度看,这也是克隆技术最有价值的地方之一。

(3)克隆技术与医学:在当代,医生几乎能在所有人类器官和组织上施行移植手术。但就科学技术而言,器官移植中的排斥反应仍是最为头痛的事。排斥反应的原因是组织不配型导致相容性差。如果把“克隆人”的器官提供给“原版人”做器官移植之用,则绝对没有排斥反应之虑,因为两者基因相配,组织也相配。

克隆技术还可用来大量繁殖有价值的基因,例如,在医学方面,人们正是通过“克隆”技术生产出治疗糖尿病的胰岛素、使侏儒症病人重新长高的生长激素和能抗多种病毒感染的干扰素等。

(4)生长周期短,遗传性状稳定。

(5)克隆技术可解除那些不能成为母亲的女性的痛苦。

(6)克隆实验的实施促进了遗传学的发展,为“制造”能移植于人体的动物器官开辟了前景。

(7)克隆技术也可用于检测胎儿的遗传缺陷。将受精卵克隆用于检测各种遗传疾病,克隆的胚胎与子宫中发育的胎儿遗传特征完全相同。

(8)克隆技术可用于治疗神经系统的损伤。成年人的神经组织没有再生能力,但干细胞可以修复神经系统损伤。

(9)在体外受精手术中,医生常常需要将多个受精卵植入子宫,以从中筛选一个进入妊娠阶段。但许多女性只能提供一个卵细胞用于受精。通过克隆可以很好地解决这一问题。这个卵细胞可以克隆成为多个用于受精,从而大大提高妊娠成功率。

2. 反对者的观点

(1)生态层面,克隆技术导致的基因复制会威胁基因多样性的保持,生物的演化将出现一个逆向的颠倒过程,即由复杂走向简单,这对生物的生存是极为不利的。

(2)文化层面,克隆人是对自然生殖的替代和否定,打破了生物演进的自律性,带有典型的反自然性质。与当今正在兴起的崇尚天人合一、回归自然的基本文化趋向相悖。

(3)哲学层面,通过克隆技术实现人的自我复制和自我再现之后,可能导致人的身心关系的紊乱。人的不可重复性和不可替代性的个性规定因大量复制而丧失了唯一性,丧失了自我及其个性特征的自然基础和生物学前提。

(4)身份和社会权利难以分辨。假如有一天,突然有 20 个儿子来分某人的财产,他们的指纹、基因都一样,法律应如何界定,如何维护克隆人和被克隆人的权益呢?是不是要像汽车挂牌照一样在他们额头上刻上克隆人川 A0001、克隆人川 A0002 之类的标记用作识别。

(5)可能克隆人的支持者认为,克隆人可以解决无法生育的问题。但一个没有生育能力的人克隆的下一代仍然没有生育能力。

(6)被克隆人自认为优秀,可克隆出的人除血型、相貌、指纹、基因和其一样外,其性格、行为可能完全不同,现代医学不能保证克隆人会和被克隆人一样优秀。

(7)在克隆人研究中,如果出现异常,有缺陷的克隆人不能像克隆的动物随意处理掉,这也是一个医学难题。因此,在目前的环境下,不仅是观念、制度,包括整个社会结构都不知道如何接纳克隆人。

(8)根据已往克隆的生物发育状况,可看出克隆生物有早衰性。

(9)生命不再宝贵。

对伦理学界来说,克隆人行为涉及一个很严重的伦理问题,因为它侵犯了伦理学的基本原则,如不伤害原则、自主原则、平等原则等。

二、克隆人引发的伦理争议

2001 年 11 月 28 日，美国先进细胞技术公司宣布该公司首次用克隆技术培育出人体胚胎细胞，在世界各地引起轩然大波，反对之声此起彼伏。

虽然该公司称他们的目的不是克隆人，而是利用克隆技术治疗疾病，但还是遭到众多批评。美国总统布什表示，百分之百反对任何形式的人类克隆。美国国会参议员则称，将会很快通过法案禁止所有克隆研究。巴西、德国、意大利等国和欧盟的发言人也均对此发表反对意见，认为科学研究不应超过伦理界限，有必要加强立法。

不过，美国参议院多数党领袖达施勒的态度比较中立，他建议国会应该把生殖性的克隆实验和治疗性的克隆区分开来。

世界上第一头克隆羊"多利"的创造者之一维尔穆特赞同这一建议。维尔穆特一直反对克隆人，他认为，先进技术细胞公司更可能是出于商业目的，而不是技术上的考虑，从科学成就上来说，他们取得的不过是个小突破。

在科学界内，不少生物学家对这一做法则嗤之以鼻，认为这一实验结果没有科学意义，而且是对生物伦理的严重挑衅。法国国家农艺学研究所动物克隆专家让·保罗·勒纳尔表示，先进细胞技术公司所使用的方法实际上就是克隆多利羊的方法，而且美国科学家仅获得含有 6 个细胞的人类早期胚胎远不能满足利用克隆技术治疗疾病的需要。

而美国宾夕法尼亚大学生物伦理学家麦吉博士甚至怀疑先进细胞技术公司宣布的真实性，因为实验的很多细节还没有公开。

对中国而言，制定一套既符合国际准则，又适合国情的生物伦理规范才是关键。2001 年中国第一个人类胚胎干细胞研究伦理指导大纲在上海起草完毕。在 20 条的指导大纲中有明确的规定：为提高疾病治疗水平、攻克疑难杂症，积极支持我国科学家开展干细胞技术研究。但前提是遵循五大基本原则：行善和救人、尊重和自主、无伤和有利、知情和同意、谨慎和保密。

案例分析

据 2005 年 6 月 4 日的《北京晚报》报道：河北省女婴娜娜住进医院时出生 72 天，大脑多发脑萎缩，已是脑瘫前期。随后医院为娜娜进行了干细胞移植手术。医生在娜娜头颅上穿刺，在 B 超的引导下，用探针将健康的干细胞种进娜娜受损的大脑。17 天后，娜娜会笑了、眼神灵活了，可以玩拨浪鼓，还能认出妈妈。经观察评定，孩子的智力发育已经追上了同龄宝宝。目前这在我国乃至世界范围内，均属于医学前沿。干细胞其实很早就被大家所了解，如白血病患者做造血干细胞移植就是干细胞的一种。这项技术已经有 40 多年的历史了。干细胞治疗细胞损伤性疾病已经可以确定是目前最先进的治疗方法。在目前全国已经开展的干细胞治疗小儿脑瘫来看，效果是很明显的。这是一项成熟的技术，以后会给更多的小儿脑瘫康复带来希望。

请就此案例从医学伦理学角度分析医学新技术的利弊。

思考题

1. 试述我国对人类胚胎干细胞研究的基本立场。
2. 列举我国《人胚胎干细胞研究指导原则》的主要内容。

第14章 医德教育、医德修养与医德评价

医德的基本原则和规范要转化为医务工作者的高尚的医德意识和具体的医德行为，必须通过开展医德教育、医德修养和医德评价等活动来实现。在医务人员中经常展开医德教育、医德评价，对于增强医务人员的医德意识，提高医务人员对医疗行为中美与丑、善与恶、荣与辱的判断能力，杜绝医疗行为中的不良风气，树立社会主义的医德新风，搞好全社会的精神文明建设，具有十分重要的意义。

第一节　医德教育

一、医德教育的含义

医德教育，一般是指医德品质教育。就是对医务人员有计划、有目的、有组织地进行社会主义医德基本原则、基本范畴、基本规范及医学伦理学的基本理论的教育活动。医德教育是一项系统工程，进行医德教育旨在提高医务人员的医德认识，培养高尚的医德情感，树立坚定的医德信念，锻炼坚强的医德意志，养成良好的医德行为和习惯，使医务人员更加自觉地履行自己的职责和义务，更好地为人民服务。

二、医德教育的过程

（一）提高医德认识

进行医德教育，首先要使医务人员学习和掌握医学伦理学知识。认识是行动的先导，没有正确的认识，就无法形成良好的道德行为习惯。孔子把道德认识称做“知德”。他说：“知者不惑。”（《论语·子罕》）意思是，有了道德知识，在是非面前就不会迷惑不解，无所适从。

（二）陶冶医德情感

医德情感是医务人员对客观事物的态度，具体地该是对医药、卫生事业及患者所产生的热爱或憎恨、喜好或厌恶的内心体验。一个医务人员对自己所承担的救死扶伤的工作职责是否热爱，有没有感情，是什么样的感情，对病人采取什么样的行动和态度，都直接受道德情感的支配和影响。

三、医德教育的基本原则与方法

(一)医德教育的基本原则

医德教育的基本原则是指在医德教育过程中所应遵循的基本准则。由于它具体反映了医德教育的客观规律,因而也是实施医德教育的基本要求,是提高医德教育效果的重要保证。社会主义医德教育的基本原则主要有:目的性原则、层次性原则、积极疏导原则和知行统一原则。

1. *目的性原则* 就是社会主义医德教育必须坚持共产主义方向。社会主义医德虽然与共产主义医德有明显区别,但它们更有密切联系。社会主义医德是共产主义医德的初级实践,共产主义医德代表着社会主义医德的发展方向,对社会主义医德起着指导和示范作用。如果在社会主义医德教育中,只局限于现阶段的内容,不引导人们向前看,将会妨碍医德教育的深入,不利于人们医德水平的提高,甚至还会偏离共产主义政治方向,造成思想混乱,导致医德教育的失误。

坚持目的性原则,在医德教育中既立足于现实,又着眼于未来,引导医务人员以马列主义、毛泽东思想、邓小平理论为指导,分析、认识一切医德现象和行为,批判性地汲取古今中外的医德精华,把树立社会主义医德观念同树立共产主义世界观密切结合起来。这样,医德教育才会有坚实的思想基础。同时,还要注意发现、培育、扶植那些体现共产主义医德的"幼芽",使其由小到大、由点到面,全力做好升华医德的促进工作。

2. *层次性原则* 就是从实际出发,根据医务人员医德水平层次不同的状况,因人施教。我国现在正处在社会主义初级阶段,医疗卫生行业存在着以公有制为主体的多种所有制形式。这就使医疗卫生人员的道德状况出现先进与落后之分,因而在医德教育中,要区分教育对象,针对人们的医德水平,不搞"一刀切""一锅煮",应因势利导,既不拔苗助长,也不坐失良机。

坚持层次性原则,必须深入了解教育对象,分清医德水平的不同层次,有的放矢地进行教育。对高层次型的医务人员,应正确运用激励的方法,及时给予高度评价,引导他们再接再厉,勇攀医学高峰;对中层次型的医务人员,应采取理论灌输、医德评价、规章约束的办法,侧重搞好社会主义医德基本理论知识的学习和实践,并且教育内容要由浅入深、由低到高,照顾他们的接受能力,不可操之过急,否则反而事与愿违;对少数低层次型的医务人员,除了要个别进行耐心细致的说服教育外,对那些品质低劣、屡教不改的还要严肃处理,下岗强化教育,促使他们尽快认识错误,改正错误。

3. *积极疏导原则* 疏导,即疏通引导。积极疏导是指医德教育中,从提高受教育者医德认识入手,摆事实,讲道理,以理服人,并为受教育者指明前进的方向。坚持积极疏导的原则,首先要从正面讲清道理,循循善诱,使受教育者弄清事实,划清是非界限,提高医德认识,进而用批评与自我批评的方法进行耐心、深入细致的教育,积极疏通引导。只有这样,才可能调动起受教育者解决问题的自觉性,激发他们的上进心,在行动上主动改正自己的缺点。如果采取讽刺、挖苦、侮辱、谩骂的粗暴做法,力图压服,不仅达不到教育目的,还会使受教育者产生对立情绪,南辕北辙。

4. *知行统一原则* 知行统一,即理论与实践的统一。知行统一原则,要求医务人员一方面重视医德基本理论知识的学习;另一方面应注意将学到的理论运用到实际工作中去,解决自身和医学领域中存在的现实问题。对医务人员进行医德教育,重要的问题在于引导他们在工作中积极实践学到的医德知识，通过实际锻炼，形成高尚的社会主义医德品质。应该特别注意的是，不论将来社会主义医德教育的内容怎么更新，方法如何变化，知行统一的原则必须坚持，否则无法实现教育的目的。

（二）医德教育的主要方法

医德教育的方法是根据医德教育的任务、内容、教育对象的实际情况来确定的，因而是多种多样的，没有统一固定的模式。从各地开展医德教育的经验来看，主要有以下几种方法。

1. *教育诱导法*　即在医德教育中，借助于语言文字，通过耐心说服教育，弄清思想，分清是非，促进受教育者不断克服医德上的错误行为，确立社会主义医德观念与信念，进而形成社会主义医德品质。这就要求教育者通过各种形式，让受教育者系统地了解社会主义医德的基本原则、规范，以及自己应履行的道德义务。认识到怎样识别和抵制腐朽没落的医德观念的影响，摈弃不道德的行为陋习等。在实践中组织报告会、学习讨论、专题讲座、参观访问等，利用广播、电视、录像、板报等宣传媒体，以及上下级、同志之间开展谈心交友等形式，进行诱导式教育。

2. *典型示范法*　“榜样的力量是无穷的”。好的榜样、典型一旦深入人心，就可在群众中架起一座理论与实践相结合的桥梁，起到领路人的作用，调动受教育者学习先进、赶超先进的积极性。典型的这种示范作用，是用其他方法所不能替代的。因此，在医德教育中，应该努力运用古今中外医德高尚的典型人物，或医疗卫生战线上英雄模范人物的先进事迹，特别是注意运用本地区、本单位出现的具体的、生动的先进事例进行教育，以弘扬正气，激发人们对这些事例的敬慕之心和学习热情，仿效其行。同时，还应注意抓好领导干部和医疗卫生工作骨干的示范作用。只要他们能以身作则，率先垂范，就会对广大医务人员产生积极影响。当然，典型示范适度地运用有教育意义的反面典型材料，也可以使大家引以为戒。

3. *自我教育法*　自我教育是人们为了自己的品质的完善和提高，进行自觉的思想转化和行为控制的教育活动。唯物辩证法认为，内因是事物变化的根据，要真正达到自我完善和提高，最根本的办法是通过受教育者的自我努力。自我教育的方式很多，如组织医德知识比赛、举办群众演讲会、进行医德方面的自我学习、总结、评价等。实践证明，这些方法都是十分有效的。

4. *奖惩法*　奖励和惩罚，也是医德教育常常使用的一种方法。奖励是对受教育者正确思想行为的肯定和褒奖。目的是使受奖励者知道自己的优点和长处，继续巩固和发扬它，并带动周围人们一道前进。奖励可以激发受奖者的责任心、荣誉感和进取精神，可以巩固和扩大说服教育的成果。惩罚是对受教育者不良思想和行为的否定。当受教育者出现思想品质不好，行为不端，违反了规章制度和纪律，特别是经过耐心说服教育仍然无效时，为了维护集体利益必须对犯错误者本人，实行必要的惩罚，以制止他的错误观点继续发展，把他从邪路上挽救回来。

（三）搞好医德教育应注意的问题

1. *要提高认识*　提高对医德教育重要性的认识，其中特别是各级领导者的认识非常重要。有些单位医德教育不好，原因很多，但最重要的是领导没有足够的重视。有些领导由于存在“医疗工作是第一位大事，医德教育是软任务，抓与不抓无碍大局”的模糊认识，不能做到“两手抓，两手都要硬”，这样不可必免地出现医德教育临时应付的被动局面。因此，搞好社会主义医德教育，首先领导要转变观念，充分认识教育的重要性，并且以身作则，率先垂范。只有从思想上高度重视医德教育，才能自觉地把它列入重要的日程，做到有计划、有安排、有活动、有督促、有检查,剔除临时应付思想,切实抓好医德教育,且抓出成效。

2. *要齐抓共管* 开展医德教育,不仅是党组织的事、政工干部的事,也是每个行政、业务人员的事。党组织固然要把它作为主要任务,政工干部也要重点抓,行政、业务人员更要把它看做自己的重要职责,主动去抓,以便使医德教育各有分工、各有侧重、各负其责、互为补充,形成医德教育齐抓共管的合力。

3. *要纳入目标管理责任制* 将医德教育纳入目标管理责任制,是增强医德教育效果的一条重要途径。实践证明,在医德教育上搞“大锅饭”,任务无目标,考核无指标,好坏无责任,极易挫伤教育者的积极性。相反,将医德教育纳入目标管理责任制,建立严格的考核、奖惩制度,变“软任务”为“硬指标”,就能有效地增强教育者的压力和动力,使医德教育落到实处。

4. *要改进教育方法* 在医德教育中像过去那样运用“我说你听”“我打你通”的“单向灌注法”,容易引起受教育者的逆反心理,增强医德教育很难具有吸引力。因此,要不断摸索新的教育方法,建立人人都是教育者、人人都是受教育者的平等关系,实行“双向交流”,变被动教育为自我教育、互相教育。在具体方式上可以灵活多样,让群众通过有益的活动,达到自我教育的目的。

5. *要常抓不懈* 社会主义医德教育是一项长期的任务,是一个循序渐进、潜移默化的过程,犹如逆水行舟不进则退,不可能“一劳永逸”。因此,医德教育对于医疗卫生人员来说要终生进行,不断强化,常抓不懈。

6. *要和其他措施结合* 医德教育不是一个孤立的问题,它受社会上多种因素的制约和影响。要搞好医德教育,还必须和其他措施相结合。一是要和改革分配制度结合起来。我国现在正处于社会主义初级阶段,人们的劳动态度、工作热情以及履行医德义务的积极性,都很大程度上与他们的切身利益有关。因此,要把医德教育和改革分配制度结合起来,使每个人的经济收入与贡献大小挂钩,体现个人的真正价值,从而促使人们树立高尚的医德品质。二是要和贯彻执行医疗卫生法规、纪律、制度紧密结合起来。一些单位医德教育成效不明显的一个重要原因就在于没有将医德教育列入行政和法制管理轨道,没有和贯彻医疗卫生法规、纪律、制度紧密结合起来,致使医德规范说在嘴上,贴在墙上,不能落实在行动上。所以,在医德教育中,要把教育同贯彻落实医疗卫生法规、纪律、制度紧密结合起来,在坚持不懈地严格执行医疗卫生法规、纪律、制度的过程中,帮助人们把高尚的医德信念融化到自己的医疗实践中去。三是医德教育还要和关心医务人员的生活、改善他们的工作条件结合起来。要使医德教育取得好的效果,还必须从生活、工作等方面努力为医务人员办实事,为他们排忧解难,消除他们在生活和工作中的一些琐事的干扰,全身心地投入到医德实践中去。

此外,搞好医德教育还要得到地方党政领导部门和社会各界大力支持和配合。只有有了好的外部环境,才可以推进医德教育深化,推动医德医风好转。

第二节　医德修养

一、医德修养的含义

医德修养是指医务人员为了提高医德境界而进行的自我教育、自我锻炼与自我陶冶,它是个人自觉进行的一种道德活动,所以也称自我修养。

二、医德修养的意义

在医疗实践中,加强医德修养具有非常重要的意义。

1. *医德修养是医德教育赖以发生效果的内在因素*　医德教育只有通过受教育者的主观努力,才能更好地发挥作用。大量事实表明,进行同样的医德教育,对从事同一工作的医疗卫生人员效果往往不尽相同。有的顺利地接受了教育,并使之转化成自己的医德品质和行为;有的则对教育内容理解浅薄、片面,迟迟不能落实到自己的医德实践中去;还有的则把教育内容当成耳旁风,不以为然,无动于衷。出现这些情况的原因很多,但是个人主观上是否重视医德修养,是否自觉加强这方面的锻炼,无疑是一个重要的原因。医德教育只有同个人医德修养结合起来,才能取得较好的效果。

2. *医德修养是提高医疗服务质量的必要条件*　在医疗服务过程中,医务人员对病人有一定的垄断权,如病人进行什么检查,使用什么药物,什么时间手术都由医生说了算,病人自己无自由选择的权利,并且医务人员大都单独操作,无人监督,服务质量优劣往往病人不了解,家属难以干预,过后很少核查,即使核查难度也很大。在这种情况下,医务人员要抵制周围环境中各种非无产阶级思想的影响,主动做好医疗工作,每个医务人员要自觉地加强医德修养。从这个意义上说,医德修养的程度制约着医疗服务质量,没有医德修养,就没有医疗服务质量。

3. *医德修养是陶冶情操的重要途径*　医德教育虽然可以帮助人们升华医德认识,培养医德情感意志,但它受一些条件的限制,只能在特定的时间、地点进行。而医德修养则不受任何条件限制,可以随时随地在每个人的头脑中进行。坚持长期进行医德修养培养,可以把人们对医德的认识过程无形中联系起来,有利于医德意识的形成和强化。

三、医德修养的基本途径与要求

(一)医德修养的基本途径

1. *学习革命理论*　医务人员要树立高尚的医德,进行自我修养,必须认真学习马列主义、毛泽东思想、邓小平理论和“三个代表”的重要思想,学习社会主义医德理论、原则与规范,学习我国长期以来形成的医德优良传统。这样,才能识别良莠,使医德修养既有正确的理论指导,又建立在坚定的思想基础之上。

2. *在实践中提高*　医德品质是内在的东西,只有通过医疗实践才能表现。闭门思过或言行不一式的修养,是不可能提高自己医德水准的。医德修养应紧密结合实践进行,做到知与行相统一,言与做相统一。

3. *重在自觉改造*　进行医德修养必须要有高度的自觉性,经常主动地用社会主义医德、规范检查和评价自己的言行,即使在无人监督或他人无法监督的情况下,也应当自觉地严格要求自己,做到一丝不苟,认真负责,丝毫不能做有损于病人健康的事。这不仅是一种医德修养方法,也是医德品质高尚的表现。

4. *持之以恒*　新旧道德观念的斗争,是一个复杂而长期的过程,不可能在短期内一蹴而就。医德修养也不能一劳永逸,必须“活到老、学到老、改造到老”,一息尚存,坚持不渝,不断向理想境界迈进。

(二)医德修养的基本要求

1. 提高医德认识 即提高对医德理论、基本原则和规范的认识。只有对医德有了正确认识,才能知道怎样去做和为什么去做,自觉进行医德修养。

2. 培养医德情感 医德情感是医德修养的重要内容,如果没有良好的医德情感,就谈不上什么良好的医德品质。

3. 锻炼医德意志 医德意志是医务人员在履行医德义务时自觉克服困难的毅力和能力。它是医德品质的"催化"因素,是医德修养不可忽视的内容。只有在医德意志的作用下所形成的恒定的医德行为,才能称为医德品质。

4. 树立医德信念 要进行医德修养,必须培养和确立正确的医德信念。医德信念是医德认识、情感、意志的深化和升华,是医德品质的核心。它可以使正确的医德动机所指导的医德行为坚持持久,并达到自然、自由和"慎独"的境界。

5. 养成良好的医德行为 医德行为是医务人员在医疗活动中,依据医德认识、情感、意志、信念水平所选择的态度和做法。医德行为除来源于医德认识、情感、信念、动机等心理因素外,还源于医德习惯。医德行为是医德品质的外在表现,是评价医德品质、医德价值的客观标准。

第三节 医德评价

一、医德评价的概述

(一)道德评价

道德评价是指人们在社会生活中,依据一定的道德标准、政治观点、阶级利益,自觉或不自觉地对自己、对他人的行为所作的善恶与美丑的判断。

道德评价一般有两种形式。第一是社会评价,就是行为当事人之外的组织或个人,通过各种形式的社会舆论,对行为者所进行的善恶判断和表明倾向性的态度。第二是自我评价,就是对自己行为的善恶判断。

(二)医德评价的概念

所谓医德评价,就是人们依据一定的医德观点、标准和原则,对其医务人员或医疗卫生单位的医疗行为和活动所作的一种道德上的评判。

二、医德评价的作用

(一)医德评价可以使社会主义医德原则和规范得以实施和兑现

医德评价可以对医务人员的行为起裁决的作用。对高尚、美好的行为品质给予鼓励和支持;对不道德、卑鄙、丑恶的行为给予批评、制止,甚至公开进行正面教育。这种对医务人员行为褒贬奖惩分明的裁决,可以使其分清善恶的界限,有利于调动医务人员的积极性。通过对符合医德要求的高尚行为的表彰,可以倡导大家学习和效仿,提高整个医务工作者队伍的素质,对医德医风的好转起到促进作用。

(二)医德评价对医务人员的行为有监督和调整作用

医德评价可通过社会、他人(患者)或医务人员自己,对医务人员的某些行为做出善恶的评价。评价要求认真具体地指出当事人的责任,再通过分析和帮助,运用个人自我评价去反省和认识自己的行为,以达到自我节制、自我教育和自我提高的目的。如果某些不道德行为蔓延发展,医德评价则可通过社会舆论予以谴责,并在一定范围内给予约束、监督、制止,达到调整行为作风、抑恶扬善的作用。

(三)医德评价对医学科学技术的发展起推动作用

医学科学的不断发展,医疗、护理等技术的不断提高,医学理论的不断更新,常常遇到一些与传统的伦理道德观念相矛盾的问题。例如,器官移植、试管婴儿、脑死亡标准、安乐死等,均存在着如何进行医德评价的问题。如果能在高尚的医德观念指导下,做出符合人民利益的正确评价,就会有利于推动医学科学和医疗事业的发展。

三、医德评价的标准

在我国,医疗卫生工作的根本目的是救死扶伤、防病治病,保障人民群众的身体健康。因此,医德评价标准的确立,应以是否有利于人民群众身体健康为基本出发点。具体有以下四点:第一,有利于防病治病,有利于病人疾病缓解、康复和长寿。第二,有利于促进医学科学的发展和社会进步。第三,有利于人类生存环境的保护和改善。第四,有利于医疗卫生工作的社会效益和经济效益的增长。上述四条标准是紧密相连、缺一不可的。凡是符合四条标准的医疗行为就是道德的;反之就是不道德的。

但是在实际工作中要注意,善恶是一个历史范畴,因而医德评价的标准不是一成不变的。正确的医德评价标准作为反映特定时代的社会发展规律和医学现状的科学认识,必然会随着历史的发展和科学的进步而不断发展变化。

四、医德评价的依据

评价医疗过程中医务人员的行为,要从动机与效果、目的与手段两方面来考虑。

1. 动机与效果　动机是指医务人员在自觉实行某一行为之前的主观愿望。动机不外乎两种可能,一是符合医德原则的动机,即对病人高度负责、同情、关怀,全心全意为病人服务;另一种是为了个人私利、地位,出风头,显示自己,或者是为了得到病人好处。动机属于思想意识范畴,一般不能被人直接感知,但它能发动人们的行为。效果是指医务人员行为之后所产生的后果。效果是客观的、复杂的,有直接的、间接的,眼前的、长远的,局部的、整体的,但它是可以被人直接感知的。

动机与效果的关系是辩证统一的关系,是相互联系,互为存在的。一般有四种情况:①好的动机引起好的效果,这两者是一致的;②好的动机引起坏的效果,这种不一致常常受多种因素的影响,应在评价时分析原因;③个人私利的动机引起表面的和暂时的好效果,这就要联系动机去分析效果,才能做出实事求是的评价;④相同的动机引起不同的效果,在实现医疗实践过程中,因病人情况各异,医务人员医疗水平、技术熟练程度的不同,而产生不同的医疗效果。

以上所述对动机与效果的评价依据,不能简单地用作判断,应综合起来考虑,才能得出正确的结论。

2. 目的与手段　动机与效果的统一,必须通过目的与手段的统一才能保证实现。目的,是指医务人员通过自己的行为所要达到的目标。手段,是为了达到一定目的所采取的措施和方法。

在评价医务人员行为时,要从目的与手段相统一的观点出发。医务人员要达到通过治疗、护理使病人康复的目的,就应该采取最佳手段,即最能减轻病人痛苦和安全的手段,并且考虑最能节省病人费用和最能治好疾病的手段。具体应遵循以下四条原则:①经过实践证明有效的诊疗手段才能选用;②选用的诊疗手段必须经实践证明是最佳的,即疗效最佳,不良反应和损伤最小,痛苦最少,耗费最低;③诊疗手段的选择必须符合病情实际,对症施治;④诊疗手段的选择应考虑社会后果,对个别病人有利,却给更多的人带来灾难的手段是不宜采用的。

总之,在评价医疗行为的目的与手段的道德是非时,要坚持目的决定手段,手段是为目的服务的辩证统一,既要看其是否选择了正确的目的,又要看其是否选择了恰当的手段。否则,就不会做出科学的医德评价。

五、医德评价的方式

医德评价主要是通过社会舆论、内心信念和传统习俗等方式来进行的。

1. 社会舆论　是医德评价中最普遍和最重要的方式。表现为一种无形的精神力量,对医务人员高尚的行为赞扬,恶劣的举动谴责。对于医学行为或医学活动的评价,社会舆论分为两大类:一类是全社会性的评价,即组织病人及其家属和社会各界对医疗卫生单位及医务人员的医德状况进行品评。这是社会主义医德的基本原则、规范赖以发挥作用的主要因素。另一类是同行评价,即医学领域自身的评价。这种评价在医疗卫生单位最常见,它有利于撇开浮浅的表面现象,从医学科学的特点和规律出发,进行深层次的论证,可以解决技术处理是否符合医德规范等方面的问题,因而有着独特的重要作用。

社会舆论是一种无形的精神力量,健康的社会舆论及其造成的道德气氛能激发人们在道德上和事业上的进取心,为人们充分发挥积极性、创造性,提供良好社会环境;不健康的社会舆论和由它带来的道德气氛能扼制人们的进取心,为旧的、落后的道德提供保护。因此,在进行医德评价中,应当广泛而恰当地造成和利用正确的社会舆论,来纠正不符合社会主义精神文明的医德行为,推动医德水平的提高。

2. 内心信念　也是医德评价的一种重要方式。所谓内心信念,是指医务人员对自己行为进行善恶评价的一种内在精神力量,平时所说的医务人员自我评价,就是运用内心信念测评医德行为的具体体现。它的特点就是它的稳定性和深刻性。一个人的内心信念一旦形成后,是绝不会轻易改变的,而是在比较长的时间里影响自己的生活、工作和学习。内心信念是一个人对某种道德理想、道德观念和道德准则正确性的信任,由此引发对自己职业义务的责任感。人们在自我医德评价中,内心信念往往通过良心发挥重要作用,人们常说的"良心责备",感到"内疚"或"问心有愧"等,就是这种内在精神力量起作用的表现。有人形象地把内心信念比作是自我法庭,自己既是起诉人又是审判官。当自己的行为符合自己的内心信念时,自己就感到满足和欣慰,从而力量倍增;当自己的行为背离了自己的内心信念时,即使没人发现,或不会遭到社会舆论的抨击时,自己也会感到惭愧和内疚,从而受到良心的谴责。可见,启发医务人员内心自觉，反省自己的行为，实现自我控制、自我监督，对促进医德水平的不断提高起着重要作用。

3. 传统习俗　即传统习惯和风俗。它是指一个民族在长期的社会生活中逐步形成的稳定的社会心理特征和行为方式。在实际社会中，它往往同民族情绪、社会心理交织在一起，对人们的行为发生影响。

医德传统是社会传统习俗的一个组成部分，反映了医务人员在医疗实践中形成的比较稳定的、习以为常的医德信念和态度，体现着医疗职业特定的医学价值观念。医德传统对医德评价也有重要影响，它一方面能够增强医德信念，形成医德方面的社会舆论；另一方面能够促使人们以其为标准，进行善恶判断。值得注意的是，传统习俗的形成是以一定的社会历史条件为背景，因而在道德评价中的作用并不都是积极的。进步的传统习俗可以使人们形成正确的医德价值和行为方式，保证医疗活动有程序、有规律地开展；落后的传统习俗是形成新的医德风尚的阻力。因此，在依据传统习俗评价医德行为好坏时，必须做到具体问题具体分析，善于"扬弃"。

案例分析

《健康报》1997年5月2日载文《一封批评信引出一个新观念——医德医风是无形资产》，报道武汉市第一医院提出医德医风是无形资产的新观念。文中说，1997年5月，一位病人给该院领导来信，诉说他在就诊时受到的冷遇，并痛心地指出："如果长此下去，医院将失去病人。"院领导意识到，这样的事虽属个别，但不可小视。医院没有简单采取扣奖金的方式解决此事，而是将来信张贴出来，在全院开展"假如我是病人"大讨论，使全院上下达成共识：医德医风也是无形资产，加强医德医风建设，可以外树形象，内聚职工，无形资产就会增值；反之就会流失。这一共识取得了明显成就，该院1998年3月与1997年同期相比，门诊量上升了7.05%，病床使用率增加了8.7%。

请问你如何看待此事？

思考题

1. 什么是医德教育？医德教育的基本原则和方法是什么？
2. 什么是医德修养？简述医德修养的意义和基本途径。
3. 试述医德评价的作用和依据。

参考文献

李本富.2010. 医学伦理学.北京:北京大学医学出版社.
刘运喜,焦雨梅.2010.医学伦理学.武汉:华中科技大学出版社.
汪一江,林晖.2012.新医学伦理学.合肥:安徽科学技术出版社.
秦敬民,王东杰.2006.医学伦理道德学.上海:上海科学技术出版社.
张树峰.2003.医学伦理学.北京:人民卫生出版社.
沈铭贤.2003.生命伦理学.北京:高等教育出版社.
孙慕义.2008.医学伦理学.第2版.北京:高等教育出版社.
邱仁宗.1987.生命伦理学.上海:上海人民出版社.
王海明.2002.新伦理学.北京:商务印书馆.

附录 A　中华人民共和国执业医师法

1998 年 6 月 26 日中华人民共和国主席令第五号公布

自 1999 年 5 月 1 日起施行

第一章　总　则

第一条　为了加强医师队伍的建设，提高医师的职业道德和业务素质，保障医师的合法权益，保护人民健康，制定本法。

第二条　依法取得执业医师资格或者执业助理医师资格，经注册在医疗、预防、保健机构中执业的专业医务人员，适用本法。

本法所称医师，包括执业医师和执业助理医师。

第三条　医师应当具备良好的职业道德和医疗执业水平，发扬人道主义精神，履行防病治病、救死扶伤、保护人民健康的神圣职责。

全社会应当尊重医师。医师依法履行职责，受法律保护。

第四条　国务院卫生行政部门主管全国的医师工作。

县级以上地方人民政府卫生行政部门负责管理本行政区域内的医师工作。

第五条　国家对在医疗、预防、保健工作中作出贡献的医师，给予奖励。

第六条　医师的医学专业技术职称和医学专业技术职务的评定、聘任，按照国家有关规定办理。

第七条　医师可以依法组织和参加医师协会。

第二章　考试和注册

第八条　国家实行医师资格考试制度。医师资格考试分为执业医师资格考试和执业助理医师资格考试。

医师资格统一考试的办法，由国务院卫生行政部门制定。医师资格考试由省级以上人民政府卫生行政部门组织实施。

第九条　具有下列条件之一的，可以参加执业医师资格考试：

（一）具有高等学校医学专业本科以上学历，在执业医师指导下，在医疗、预防、保健机构中试用期满一年的；

（二）取得执业助理医师执业证书后，具有高等学校医学专科学历，在医疗、预防、保健机构中工作满两年的；具有中等专业学校医学专业学历，在医疗、预防、保健机构中工作满五年的。

第十条　具有高等学校医学专科学历或者中等专业学校医学专业学历，在执业医师指导下，在医疗、预防、保健机构中试用期满一年的，可以参加执业助理医师资格考试。

第十一条　以师承方式学习传统医学满三年或者经多年实践医术确有专长的，经县级以上人民政府卫生行政部门确定的传统医学专业组织或者医疗、预防、保健机构考核合格并推荐,可以参加执业医师资格或者执业助理医师资格考试。考试的内容和办法由国务院卫生行政部门另行制定。

第十二条 医师资格考试成绩合格,取得执业医师资格或者执业助理医师资格。

第十三条 国家实行医师执业注册制度。

取得医师资格的,可以向所在地县级以上人民政府卫生行政部门申请注册。

除有本法第十五条规定的情形外,受理申请的卫生行政部门应当自收到申请之日起三十日内准予注册,并发给由国务院卫生行政部门统一印制的医师执业证书。

医疗、预防、保健机构可以为本机构中的医师集体办理注册手续。

第十四条 医师经注册后,可以在医疗、预防、保健机构中按照注册的执业地点、执业类别、执业范围执业,从事相应的医疗、预防、保健业务。

未经医师注册取得执业证书,不得从事医师执业活动。

第十五条 有下列情形之一的,不予注册:

(一)不具有完全民事行为能力的;

(二)因受刑事处罚,自刑罚执行完毕之日起至申请注册之日止不满两年的;

(三)受吊销医师执业证书行政处罚,自处罚决定之日起至申请注册之日止不满两年的;

(四)有国务院卫生行政部门规定不宜从事医疗、预防、保健业务的其他情形的。

受理申请的卫生行政部门对不符合条件不予注册的,应当自收到申请之日起三十日内书面通知申请人,并说明理由。申请人有异议的,可以自收到通知之日起十五日内,依法申请复议或者向人民法院提起诉讼。

第十六条 医师注册后有下列情形之一的,其所在的医疗、预防、保健机构应当在三十日内报告准予注册的卫生行政部门,卫生行政部门应当注销注册,收回医师执业证书:

(一)死亡或者被宣告失踪的;

(二)受刑事处罚的;

(三)受吊销医师执业证书行政处罚的;

(四)依照本法第三十一条规定暂停执业活动期满,再次考核仍不合格的;

(五)中止医师执业活动满两年的;

(六)有国务院卫生行政部门规定不宜从事医疗、预防、保健业务的其他情形的。

被注销注册的当事人有异议的,可以自收到注销注册通知之日起十五日内,依法申请复议或者向人民法院提起诉讼。

第十七条 医师变更执业地点、执业类别、执业范围等注册事项的,应当到准予注册的卫生行政部门依照本法第十三条的规定办理变更注册手续。

第十八条 中止医师执业活动二年以上以及有本法第十五条规定情形消失的,申请重新执业,应当由本法第三十一条规定的机构考核合格,并依照本法第十三条的规定重新注册。

第十九条 申请个体行医的执业医师,须经注册后在医疗、预防、保健机构中执业满五年,并按照国家有关规定办理审批手续;未经批准,不得行医。

县级以上地方人民政府卫生行政部门对个体行医的医师,应当按照国务院卫生行政部门的规定,经常监督检查,凡发现有本法第十六条规定的情形的,应当及时注销注册,收回医师执业证书。

第二十条 县级以上地方人民政府卫生行政部门应当将准予注册和注销注册的人员名单予以公告,并由省级人民政府卫生行政部门汇总,报国务院卫生行政部门备案。

第三章 执业规则

第二十一条 医师在执业活动中享有下列权利:

(一)在注册的执业范围内,进行医学诊查、疾病调查、医学处置、出具相应的医学证明文件,选择合理的医疗、预防、保健方案;

(二)按照国务院卫生行政部门规定的标准,获得与本人执业活动相当的医疗设备基本条件;

(三)从事医学研究、学术交流,参加专业学术团体;

(四)参加专业培训,接受继续医学教育;

(五)在执业活动中,人格尊严、人身安全不受侵犯;

(六)获取工资报酬和津贴,享受国家规定的福利待遇;

(七)对所在机构的医疗、预防、保健工作和卫生行政部门的工作提出意见和建议,依法参与所在机构的民主管理。

第二十二条 医师在执业活动中履行下列义务:

(一)遵守法律、法规,遵守技术操作规范;

(二)树立敬业精神,遵守职业道德,履行医师职责,尽职尽责为患者服务;

(三)关心、爱护、尊重患者,保护患者的隐私;

(四)努力钻研业务,更新知识,提高专业技术水平;

(五)宣传卫生保健知识,对患者进行健康教育。

第二十三条 医师实施医疗、预防、保健措施,签署有关医学证明文件,必须亲自诊查、调查,并按照规定及时填写医学文书,不得隐匿、伪造或者销毁医学文书及有关资料。

医师不得出具与自己执业范围无关或者与执业类别不相符的医学证明文件。

第二十四条 对急危患者,医师应当采取紧急措施进行诊治;不得拒绝急救处置。

第二十五条 医师应当使用经国家有关部门批准使用的药品、消毒药剂和医疗器械。

除正当诊断治疗外,不得使用麻醉药品、医疗用毒性药品、精神药品和放射性药品。

第二十六条 医师应当如实向患者或者其家属介绍病情,但应注意避免对患者产生不利后果。

医师进行实验性临床医疗,应当经医院批准并征得患者本人或者其家属同意。

第二十七条 医师不得利用职务之便,索取、非法收受患者财物或者牟取其他不正当利益。

第二十八条 遇有自然灾害、传染病流行、突发重大伤亡事故及其他严重威胁人民生命健康的紧急情况时,医师应当服从县级以上人民政府卫生行政部门的调遣。

第二十九条 医师发生医疗事故或者发现传染病疫情时,应当按照有关规定及时向所在机构或者卫生行政部门报告。

医师发现患者涉嫌伤害事件或者非正常死亡时,应当按照有关规定向有关部门报告。

第三十条 执业助理医师应当在执业医师的指导下,在医疗、预防、保健机构中按照其执业类别执业。

在乡、民族乡、镇的医疗、预防、保健机构中工作的执业助理医师,可以根据医疗诊治的情况和需要,独立从事一般的执业活动。

第四章　考核和培训

第三十一条　受县级以上人民政府卫生行政部门委托的机构或者组织应当按照医师执业标准,对医师的业务水平、工作成绩和职业道德状况进行定期考核。

对医师的考核结果,考核机构应当报告准予注册的卫生行政部门备案。

对考核不合格的医师,县级以上人民政府卫生行政部门可以责令其暂停执业活动三个月至六个月,并接受培训和继续医学教育。暂停执业活动期满,再次进行考核,对考核合格的,允许其继续执业;对考核不合格的,由县级以上人民政府卫生行政部门注销注册,收回医师执业证书。

第三十二条　县级以上人民政府卫生行政部门负责指导、检查和监督医师考核工作。

第三十三条　医师有下列情形之一的,县级以上人民政府卫生行政部门应当给予表彰或者奖励:

(一)在执业活动中,医德高尚,事迹突出的;

(二)对医学专业技术有重大突破,作出显著贡献的;

(三)遇有自然灾害、传染病流行、突发重大伤亡事故及其他严重威胁人民生命健康的紧急情况时,救死扶伤、抢救诊疗表现突出的;

(四)长期在边远贫困地区、少数民族地区条件艰苦的基层单位努力工作的;

(五)国务院卫生行政部门规定应当予以表彰或者奖励的其他情形的。

第三十四条　县级以上人民政府卫生行政部门应当制定医师培训计划,对医师进行多种形式的培训,为医师接受继续医学教育提供条件。

县级以上人民政府卫生行政部门应当采取有力措施,对在农村和少数民族地区从事医疗、预防、保健业务的医务人员实施培训。

第三十五条　医疗、预防、保健机构应当按照规定和计划保证本机构医师的培训和继续医学教育。

县级以上人民政府卫生行政部门委托的承担医师考核任务的医疗卫生机构,应当为医师的培训和接受继续医学教育提供和创造条件。

第五章　法律责任

第三十六条　以不正当手段取得医师执业证书的,由发给证书的卫生行政部门予以吊销;对负有直接责任的主管人员和其他直接责任人员,依法给予行政处分。

第三十七条　医师在执业活动中,违反本法规定,有下列行为之一的,由县级以上人民政府卫生行政部门给予警告或者责令暂停六个月以上、一年以下执业活动;情节严重的,吊销其执业证书;构成犯罪的,依法追究刑事责任:

(一)违反卫生行政规章制度或者技术操作规范,造成严重后果的;

(二)由于不负责任延误急危患者的抢救和诊治,造成严重后果的;

(三)造成医疗责任事故的;

(四)未经亲自诊查、调查,签署诊断、治疗、流行病学等证明文件或者有关出生、死亡等证明文件的；

（五）隐匿、伪造或者擅自销毁医学文书及有关资料的；

（六）使用未经批准使用的药品、消毒药剂和医疗器械的；

（七）不按照规定使用麻醉药品、医疗用毒性药品、精神药品和放射性药品的；

（八）未经患者或者其家属同意，对患者进行实验性临床医疗的；

（九）泄露患者隐私，造成严重后果的；

（十）利用职务之便，索取、非法收受患者财物或者牟取其他不正当利益的；

（十一）发生自然灾害、传染病流行、突发重大伤亡事故以及其他严重威胁人民生命健康的紧急情况时，不服从卫生行政部门调遣的；

（十二）发生医疗事故或者发现传染病疫情，患者涉嫌伤害事件或者非正常死亡，不按照规定报告的。

第三十八条 医师在医疗、预防、保健工作中造成事故的，依照法律或者国家有关规定处理。

第三十九条 未经批准擅自开办医疗机构行医或者非医师行医的，由县级以上人民政府卫生行政部门予以取缔，没收其违法所得及其药品、器械，并处十万元以下的罚款；对医师吊销其执业证书；给患者造成损害的，依法承担赔偿责任；构成犯罪的，依法追究刑事责任。

第四十条 阻碍医师依法执业，侮辱、诽谤、威胁、殴打医师或者侵犯医师人身自由、干扰医师正常工作、生活的，依照治安管理处罚条例的规定处罚；构成犯罪的，依法追究刑事责任。

第四十一条 医疗、预防、保健机构未依照本法第十六条的规定履行报告职责，导致严重后果的，由县级以上人民政府卫生行政部门给予警告；并对该机构的行政负责人依法给予行政处分。

第四十二条 卫生行政部门工作人员或者医疗、预防、保健机构工作人员违反本法有关规定，弄虚作假、玩忽职守、滥用职权、徇私舞弊，尚不构成犯罪的，依法给予行政处分；构成犯罪的，依法追究刑事责任。

第六章 附 则

第四十三条 本法颁布之日前按照国家有关规定取得医学专业技术职称和医学专业技术职务的人员，由所在机构报请县级以上人民政府卫生行政部门认定，取得相应的医师资格。其中在医疗、预防、保健机构中从事医疗、预防、保健业务的医务人员，依照本法规定的条件，由所在机构集体核报县级以上人民政府卫生行政部门，予以注册并发给医师执业证书。具体办法由国务院卫生行政部门会同国务院人事行政部门制定。

第四十四条 计划生育技术服务机构中的医师，适用本法。

第四十五条 在乡村医疗卫生机构中向村民提供预防、保健和一般医疗服务的乡村医生，符合本法有关规定的，可以依法取得执业医师资格或者执业助理医师资格；不具备本法规定的执业医师资格或者执业助理医师资格的乡村医生，由国务院另行制定管理办法。

第四十六条 军队医师执行本法的实施办法，由国务院、中央军事委员会依据本法的原则制定。

第四十七条 境外人员在中国境内申请医师考试、注册、执业或者从事临床示教、临床研究等活动的，按照国家有关规定办理。

第四十八条 本法自 1999 年 5 月 1 日起施行。

附录B　医疗事故处理条例

2002年2月20日中华人民共和国国务院令(第351号)公布

自2002年9月1日起施行

第一章　总　　则

第一条　为了正确处理医疗事故,保护患者和医疗机构及其医务人员的合法权益,维护医疗秩序,保障医疗安全,促进医学科学的发展,制定本条例。

第二条　本条例所称医疗事故,是指医疗机构及其医务人员在医疗活动中,违反医疗卫生管理法律、行政法规、部门规章和诊疗护理规范、常规,过失造成患者人身损害的事故。

第三条　处理医疗事故,应当遵循公开、公平、公正、及时、便民的原则,坚持实事求是的科学态度,做到事实清楚、定性准确、责任明确、处理恰当。

第四条　根据对患者人身造成的损害程度,医疗事故分为四级:

一级医疗事故:造成患者死亡、重度残疾的;

二级医疗事故:造成患者中度残疾、器官组织损伤导致严重功能障碍的;

三级医疗事故:造成患者轻度残疾、器官组织损伤导致一般功能障碍的;

四级医疗事故:造成患者明显人身损害的其他后果的。

具体分级标准由国务院卫生行政部门制定。

第二章　医疗事故的预防与处置

第五条　医疗机构及其医务人员在医疗活动中,必须严格遵守医疗卫生管理法律、行政法规、部门规章和诊疗护理规范、常规,恪守医疗服务职业道德。

第六条　医疗机构应当对其医务人员进行医疗卫生管理法律、行政法规、部门规章和诊疗护理规范、常规的培训和医疗服务职业道德教育。

第七条　医疗机构应当设置医疗服务质量监控部门或者配备专(兼)职人员,具体负责监督本医疗机构的医务人员的医疗服务工作,检查医务人员执业情况,接受患者对医疗服务的投诉,向其提供咨询服务。

第八条　医疗机构应当按照国务院卫生行政部门规定的要求,书写并妥善保管病历资料。因抢救急危患者,未能及时书写病历的,有关医务人员应当在抢救结束后6小时内据实补记,并加以注明。

第九条　严禁涂改、伪造、隐匿、销毁或者抢夺病历资料。

第十条　患者有权复印或者复制其门诊病历、住院志、体温单、医嘱单、化验单(检验报告)、医学影像检查资料、特殊检查同意书、手术同意书、手术及麻醉记录单、病理资料、护理记录以及国务院卫生行政部门规定的其他病历资料。

患者依照前款规定要求复印或者复制病历资料的,医疗机构应当提供复印或者复制服务并在复印或者复制的病历资料上加盖证明印记。复印或者复制病历资料时，应当有患者在场。

医疗机构应患者的要求，为其复印或者复制病历资料，可以按照规定收取工本费。具体收费标准由省、自治区、直辖市人民政府价格主管部门会同同级卫生行政部门规定。

第十一条　在医疗活动中，医疗机构及其医务人员应当将患者的病情、医疗措施、医疗风险等如实告知患者，及时解答其咨询；但是，应当避免对患者产生不利后果。

第十二条　医疗机构应当制定防范、处理医疗事故的预案，预防医疗事故的发生，减轻医疗事故的损害。

第十三条　医务人员在医疗活动中发生或者发现医疗事故、可能引起医疗事故的医疗过失行为或者发生医疗事故争议的，应当立即向所在科室负责人报告，科室负责人应当及时向本医疗机构负责医疗服务质量监控的部门或者专（兼）职人员报告；负责医疗服务质量监控的部门或者专（兼）职人员接到报告后，应当立即进行调查、核实，将有关情况如实向本医疗机构的负责人报告，并向患者通报、解释。

第十四条　发生医疗事故的，医疗机构应当按照规定向所在地卫生行政部门报告。

发生下列重大医疗过失行为的，医疗机构应当在 12 小时内向所在地卫生行政部门报告：

（一）导致患者死亡或者可能为二级以上的医疗事故；

（二）导致 3 人以上人身损害后果；

（三）国务院卫生行政部门和省、自治区、直辖市人民政府卫生行政部门规定的其他情形。

第十五条　发生或者发现医疗过失行为，医疗机构及其医务人员应当立即采取有效措施，避免或者减轻对患者身体健康的损害，防止损害扩大。

第十六条　发生医疗事故争议时，死亡病例讨论记录、疑难病例讨论记录、上级医师查房记录、会诊意见、病程记录应当在医患双方在场的情况下封存和启封。封存的病历资料可以是复印件，由医疗机构保管。

第十七条　疑似输液、输血、注射、药物等引起不良后果的，医患双方应当共同对现场实物进行封存和启封，封存的现场实物由医疗机构保管；需要检验的，应当由双方共同指定的、依法具有检验资格的检验机构进行检验；双方无法共同指定时，由卫生行政部门指定。

疑似输血引起不良后果，需要对血液进行封存保留的，医疗机构应当通知提供该血液的采供血机构派员到场。

第十八条　患者死亡，医患双方当事人不能确定死因或者对死因有异议的，应当在患者死亡后 48 小时内进行尸检；具备尸体冻存条件的，可以延长至 7 日。尸检应当经死者近亲属同意并签字。

尸检应当由按照国家有关规定取得相应资格的机构和病理解剖专业技术人员进行。承担尸检任务的机构和病理解剖专业技术人员有进行尸检的义务。

医疗事故争议双方当事人可以请法医病理学人员参加尸检，也可以委派代表观察尸检过程。拒绝或者拖延尸检，超过规定时间，影响对死因判定的，由拒绝或者拖延的一方承担责任。

第十九条　患者在医疗机构内死亡的，尸体应当立即移放太平间。死者尸体存放时间一般不得超过 2 周。逾期不处理的尸体，经医疗机构所在地卫生行政部门批准，并报经同级公安部门备案后，由医疗机构按照规定进行处理。

第三章 医疗事故的技术鉴定

第二十条 卫生行政部门接到医疗机构关于重大医疗过失行为的报告或者医疗事故争议当事人要求处理医疗事故争议的申请后,对需要进行医疗事故技术鉴定的,应当交由负责医疗事故技术鉴定工作的医学会组织鉴定;医患双方协商解决医疗事故争议,需要进行医疗事故技术鉴定的,由双方当事人共同委托负责医疗事故技术鉴定工作的医学会组织鉴定。

第二十一条 设区的市级地方医学会和省、自治区、直辖市直接管辖的县(市)地方医学会负责组织首次医疗事故技术鉴定工作。省、自治区、直辖市地方医学会负责组织再次鉴定工作。

必要时,中华医学会可以组织疑难、复杂并在全国有重大影响的医疗事故争议的技术鉴定工作。

第二十二条 当事人对首次医疗事故技术鉴定结论不服的,可以自收到首次鉴定结论之日起 15 日内向医疗机构所在地卫生行政部门提出再次鉴定的申请。

第二十三条 负责组织医疗事故技术鉴定工作的医学会应当建立专家库。

专家库由具备下列条件的医疗卫生专业技术人员组成:

(一)有良好的业务素质和执业品德;

(二)受聘于医疗卫生机构或者医学教学、科研机构并担任相应专业高级技术职务 3 年以上。

符合前款第(一)项规定条件并具备高级技术任职资格的法医可以受聘进入专家库。

负责组织医疗事故技术鉴定工作的医学会依照本条例规定聘请医疗卫生专业技术人员和法医进入专家库,可以不受行政区域的限制。

第二十四条 医疗事故技术鉴定,由负责组织医疗事故技术鉴定工作的医学会组织专家鉴定组进行。

参加医疗事故技术鉴定的相关专业的专家,由医患双方在医学会主持下从专家库中随机抽取。在特殊情况下,医学会根据医疗事故技术鉴定工作的需要,可以组织医患双方在其他医学会建立的专家库中随机抽取相关专业的专家参加鉴定或者函件咨询。

符合本条例第二十三条规定条件的医疗卫生专业技术人员和法医有义务受聘进入专家库,并承担医疗事故技术鉴定工作。

第二十五条 专家鉴定组进行医疗事故技术鉴定,实行合议制。专家鉴定组人数为单数,涉及的主要学科的专家一般不得少于鉴定组成员的二分之一;涉及死因、伤残等级鉴定的,并应当从专家库中随机抽取法医参加专家鉴定组。

第二十六条 专家鉴定组成员有下列情形之一的,应当回避,当事人也可以以口头或者书面的方式申请其回避:

(一)是医疗事故争议当事人或者当事人的近亲属的;

(二)与医疗事故争议有利害关系的;

(三)与医疗事故争议当事人有其他关系,可能影响公正鉴定的。

第二十七条 专家鉴定组依照医疗卫生管理法律、行政法规、部门规章和诊疗护理规范、常规,运用医学科学原理和专业知识,独立进行医疗事故技术鉴定,对医疗事故进行鉴别和判定,为处理医疗事故争议提供医学依据。

任何单位或者个人不得干扰医疗事故技术鉴定工作，不得威胁、利诱、辱骂、殴打专家鉴定组成员。

专家鉴定组成员不得接受双方当事人的财物或者其他利益。

第二十八条　负责组织医疗事故技术鉴定工作的医学会应当自受理医疗事故技术鉴定之日起 5 日内通知医疗事故争议双方当事人提交进行医疗事故技术鉴定所需的材料。

当事人应当自收到医学会的通知之日起 10 日内提交有关医疗事故技术鉴定的材料、书面陈述及答辩。医疗机构提交的有关医疗事故技术鉴定的材料应当包括下列内容：

(一)住院患者的病程记录、死亡病例讨论记录、疑难病例讨论记录、会诊意见、上级医师查房记录等病历资料原件；

(二)住院患者的住院志、体温单、医嘱单、化验单(检验报告)、医学影像检查资料、特殊检查同意书、手术同意书、手术及麻醉记录单、病理资料、护理记录等病历资料原件；

(三)抢救急危患者，在规定时间内补记的病历资料原件；

(四)封存保留的输液、注射用物品和血液、药物等实物，或者依法具有检验资格的检验机构对这些物品、实物作出的检验报告；

(五)与医疗事故技术鉴定有关的其他材料。

在医疗机构建有病历档案的门诊、急诊患者，其病历资料由医疗机构提供；没有在医疗机构建立病历档案的，由患者提供。

医患双方应当依照本条例的规定提交相关材料。医疗机构无正当理由未依照本条例的规定如实提供相关材料，导致医疗事故技术鉴定不能进行的，应当承担责任。

第二十九条　负责组织医疗事故技术鉴定工作的医学会应当自接到当事人提交的有关医疗事故技术鉴定的材料、书面陈述及答辩之日起 45 日内组织鉴定并出具医疗事故技术鉴定书。

负责组织医疗事故技术鉴定工作的医学会可以向双方当事人调查取证。

第三十条　专家鉴定组应当认真审查双方当事人提交的材料，听取双方当事人的陈述及答辩并进行核实。

双方当事人应当按照本条例的规定如实提交进行医疗事故技术鉴定所需要的材料，并积极配合调查。当事人任何一方不予配合，影响医疗事故技术鉴定的，由不予配合的一方承担责任。

第三十一条　专家鉴定组应当在事实清楚、证据确凿的基础上，综合分析患者的病情和个体差异，做出鉴定结论，并制作医疗事故技术鉴定书。鉴定结论以专家鉴定组成员的过半数通过。鉴定过程应当如实记载。

医疗事故技术鉴定书应当包括下列主要内容：

(一)双方当事人的基本情况及要求；

(二)当事人提交的材料和负责组织医疗事故技术鉴定工作的医学会的调查材料；

(三)对鉴定过程的说明；

(四)医疗行为是否违反医疗卫生管理法律、行政法规、部门规章和诊疗护理规范、常规；

(五)医疗过失行为与人身损害后果之间是否存在因果关系；

(六)医疗过失行为在医疗事故损害后果中的责任程度；

(七)医疗事故等级；

(八)对医疗事故患者的医疗护理医学建议。

第三十二条 医疗事故技术鉴定办法由国务院卫生行政部门制定。

第三十三条 有下列情形之一的,不属于医疗事故:

(一)在紧急情况下为抢救垂危患者生命而采取紧急医学措施造成不良后果的;

(二)在医疗活动中由于患者病情异常或者患者体质特殊而发生医疗意外的;

(三)在现有医学科学技术条件下,发生无法预料或者不能防范的不良后果的;

(四)无过错输血感染造成不良后果的;

(五)因患方原因延误诊疗导致不良后果的;

(六)因不可抗力造成不良后果的。

第三十四条 医疗事故技术鉴定,可以收取鉴定费用。经鉴定,属于医疗事故的,鉴定费用由医疗机构支付;不属于医疗事故的,鉴定费用由提出医疗事故处理申请的一方支付。鉴定费用标准由省、自治区、直辖市人民政府价格主管部门会同同级财政部门、卫生行政部门规定。

第四章 医疗事故的行政处理与监督

第三十五条 卫生行政部门应当依照本条例和有关法律、行政法规、部门规章的规定,对发生医疗事故的医疗机构和医务人员做出行政处理。

第三十六条 卫生行政部门接到医疗机构关于重大医疗过失行为的报告后,除责令医疗机构及时采取必要的医疗救治措施,防止损害后果扩大外,应当组织调查,判定是否属于医疗事故;对不能判定是否属于医疗事故的,应当依照本条例的有关规定交由负责医疗事故技术鉴定工作的医学会组织鉴定。

第三十七条 发生医疗事故争议,当事人申请卫生行政部门处理的,应当提出书面申请。申请书应当载明申请人的基本情况、有关事实、具体请求及理由等。

当事人自知道或者应当知道其身体健康受到损害之日起 1 年内,可以向卫生行政部门提出医疗事故争议处理申请。

第三十八条 发生医疗事故争议,当事人申请卫生行政部门处理的,由医疗机构所在地的县级人民政府卫生行政部门受理。医疗机构所在地是直辖市的,由医疗机构所在地的区、县人民政府卫生行政部门受理。

有下列情形之一的,县级人民政府卫生行政部门应当自接到医疗机构的报告或者当事人提出医疗事故争议处理申请之日起 7 日内移送上一级人民政府卫生行政部门处理:

(一)患者死亡;

(二)可能为二级以上的医疗事故;

(三)国务院卫生行政部门和省、自治区、直辖市人民政府卫生行政部门规定的其他情形。

第三十九条 卫生行政部门应当自收到医疗事故争议处理申请之日起 10 日内进行审查,做出是否受理的决定。对符合本条例规定,予以受理,需要进行医疗事故技术鉴定的,应当自做出受理决定之日起 5 日内将有关材料交由负责医疗事故技术鉴定工作的医学会组织鉴定并书面通知申请人;对不符合本条例规定,不予受理的,应当书面通知申请人并说明理由。

当事人对首次医疗事故技术鉴定结论有异议,申请再次鉴定的,卫生行政部门应当自收到申请之日起 7 日内交由省、自治区、直辖市地方医学会组织再次鉴定。

第四十条 当事人既向卫生行政部门提出医疗事故争议处理申请,又向人民法院提起诉讼的，卫生行政部门不予受理；卫生行政部门已经受理的，应当终止处理。

第四十一条　卫生行政部门收到负责组织医疗事故技术鉴定工作的医学会出具的医疗事故技术鉴定书后，应当对参加鉴定的人员资格和专业类别、鉴定程序进行审核；必要时，可以组织调查，听取医疗事故争议双方当事人的意见。

第四十二条　卫生行政部门经审核，对符合本条例规定做出的医疗事故技术鉴定结论，应当作为对发生医疗事故的医疗机构和医务人员做出行政处理以及进行医疗事故赔偿调解的依据；经审核，发现医疗事故技术鉴定不符合本条例规定的，应当要求重新鉴定。

第四十三条　医疗事故争议由双方当事人自行协商解决的，医疗机构应当自协商解决之日起 7 日内向所在地卫生行政部门做出书面报告，并附具协议书。

第四十四条　医疗事故争议经人民法院调解或者判决解决的，医疗机构应当自收到生效的人民法院的调解书或者判决书之日起 7 日内向所在地卫生行政部门做出书面报告，并附具调解书或者判决书。

第四十五条　县级以上地方人民政府卫生行政部门应当按照规定逐级将当地发生的医疗事故以及依法对发生医疗事故的医疗机构和医务人员做出行政处理的情况，上报国务院卫生行政部门。

第五章　医疗事故的赔偿

第四十六条　发生医疗事故的赔偿等民事责任争议，医患双方可以协商解决；不愿意协商或者协商不成的，当事人可以向卫生行政部门提出调解申请，也可以直接向人民法院提起民事诉讼。

第四十七条　双方当事人协商解决医疗事故的赔偿等民事责任争议的，应当制作协议书。协议书应当载明双方当事人的基本情况和医疗事故的原因、双方当事人共同认定的医疗事故等级以及协商确定的赔偿数额等，并由双方当事人在协议书上签名。

第四十八条　已确定为医疗事故的，卫生行政部门应医疗事故争议双方当事人请求，可以进行医疗事故赔偿调解。调解时，应当遵循当事人双方自愿原则，并应当依据本条例的规定计算赔偿数额。

经调解，双方当事人就赔偿数额达成协议的，制作调解书，双方当事人应当履行；调解不成或者经调解达成协议后一方反悔的，卫生行政部门不再调解。

第四十九条　医疗事故赔偿，应当考虑下列因素，确定具体赔偿数额：

（一）医疗事故等级；

（二）医疗过失行为在医疗事故损害后果中的责任程度；

（三）医疗事故损害后果与患者原有疾病状况之间的关系。

不属于医疗事故的，医疗机构不承担赔偿责任。

第五十条　医疗事故赔偿，按照下列项目和标准计算：

（一）医疗费：按照医疗事故对患者造成的人身损害进行治疗所发生的医疗费用计算，凭据支付，但不包括原发病医疗费用。结案后确实需要继续治疗的，按照基本医疗费用支付。

（二）误工费：患者有固定收入的，按照本人因误工减少的固定收入计算，对收入高于医疗事故发生地上一年度职工年平均工资 3 倍以上的，按照 3 倍计算；无固定收入的，按照医疗事故发生地上一年度职工年平均工资计算。

(三)住院伙食补助费:按照医疗事故发生地国家机关一般工作人员的出差伙食补助标准计算。

(四)陪护费:患者住院期间需要专人陪护的,按照医疗事故发生地上一年度职工年平均工资计算。

(五)残疾生活补助费:根据伤残等级,按照医疗事故发生地居民年平均生活费计算,自定残之月起最长赔偿30年;但是,60周岁以上的,不超过15年;70周岁以上的,不超过5年。

(六)残疾用具费:因残疾需要配置补偿功能器具的,凭医疗机构证明,按照普及型器具的费用计算。

(七)丧葬费:按照医疗事故发生地规定的丧葬费补助标准计算。

(八)被扶养人生活费:以死者生前或者残疾者丧失劳动能力前实际扶养且没有劳动能力的人为限,按照其户籍所在地或者居所地居民最低生活保障标准计算。对不满16周岁的,扶养到16周岁。对年满16周岁但无劳动能力的,扶养20年;但是,60周岁以上的,不超过15年;70周岁以上的,不超过5年。

(九)交通费:按照患者实际必需的交通费用计算,凭据支付。

(十)住宿费:按照医疗事故发生地国家机关一般工作人员的出差住宿补助标准计算,凭据支付。

(十一)精神损害抚慰金:按照医疗事故发生地居民年平均生活费计算。造成患者死亡的,赔偿年限最长不超过6年;造成患者残疾的,赔偿年限最长不超过3年。

第五十一条 参加医疗事故处理的患者近亲属所需交通费、误工费、住宿费,参照本条例第五十条的有关规定计算,计算费用的人数不超过2人。

医疗事故造成患者死亡的,参加丧葬活动的患者的配偶和直系亲属所需交通费、误工费、住宿费,参照本条例第五十条的有关规定计算,计算费用的人数不超过2人。

第五十二条 医疗事故赔偿费用,实行一次性结算,由承担医疗事故责任的医疗机构支付。

第六章 罚 则

第五十三条 卫生行政部门的工作人员在处理医疗事故过程中违反本条例的规定,利用职务上的便利收受他人财物或者其他利益,滥用职权,玩忽职守,或者发现违法行为不予查处,造成严重后果的,依照刑法关于受贿罪、滥用职权罪、玩忽职守罪或者其他有关罪的规定,依法追究刑事责任;尚不够刑事处罚的,依法给予降级或者撤职的行政处分。

第五十四条 卫生行政部门违反本条例的规定,有下列情形之一的,由上级卫生行政部门给予警告并责令限期改正;情节严重的,对负有责任的主管人员和其他直接责任人员依法给予行政处分:

(一)接到医疗机构关于重大医疗过失行为的报告后,未及时组织调查的;

(二)接到医疗事故争议处理申请后,未在规定时间内审查或者移送上一级人民政府卫生行政部门处理的;

(三)未将应当进行医疗事故技术鉴定的重大医疗过失行为或者医疗事故争议移交医学会组织鉴定的;

(四)未按照规定逐级将当地发生的医疗事故以及依法对发生医疗事故的医疗机构和医

务人员的行政处理情况上报的；

(五)未依照本条例规定审核医疗事故技术鉴定书的。

第五十五条 医疗机构发生医疗事故的，由卫生行政部门根据医疗事故等级和情节，给予警告；情节严重的，责令限期停业整顿直至由原发证部门吊销执业许可证，对负有责任的医务人员依照刑法关于医疗事故罪的规定，依法追究刑事责任；尚不够刑事处罚的，依法给予行政处分或者纪律处分。

对发生医疗事故的有关医务人员，除依照前款处罚外，卫生行政部门并可以责令暂停6个月以上、1年以下执业活动；情节严重的，吊销其执业证书。

第五十六条 医疗机构违反本条例的规定，有下列情形之一的，由卫生行政部门责令改正；情节严重的，对负有责任的主管人员和其他直接责任人员依法给予行政处分或者纪律处分：

(一)未如实告知患者病情、医疗措施和医疗风险的；

(二)没有正当理由，拒绝为患者提供复印或者复制病历资料服务的；

(三)未按照国务院卫生行政部门规定的要求书写和妥善保管病历资料的；

(四)未在规定时间内补记抢救工作病历内容的；

(五)未按照本条例的规定封存、保管和启封病历资料和实物的；

(六)未设置医疗服务质量监控部门或者配备专(兼)职人员的；

(七)未制定有关医疗事故防范和处理预案的；

(八)未在规定时间内向卫生行政部门报告重大医疗过失行为的；

(九)未按照本条例的规定向卫生行政部门报告医疗事故的；

(十)未按照规定进行尸检和保存、处理尸体的。

第五十七条 参加医疗事故技术鉴定工作的人员违反本条例的规定，接受申请鉴定双方或者一方当事人的财物或者其他利益，出具虚假医疗事故技术鉴定书，造成严重后果的，依照刑法关于受贿罪的规定，依法追究刑事责任；尚不够刑事处罚的，由原发证部门吊销其执业证书或者资格证书。

第五十八条 医疗机构或者其他有关机构违反本条例的规定，有下列情形之一的，由卫生行政部门责令改正，给予警告；对负有责任的主管人员和其他直接责任人员依法给予行政处分或者纪律处分；情节严重的，由原发证部门吊销其执业证书或者资格证书：

(一)承担尸检任务的机构没有正当理由，拒绝进行尸检的；

(二)涂改、伪造、隐匿、销毁病历资料的。

第五十九条 以医疗事故为由，寻衅滋事、抢夺病历资料，扰乱医疗机构正常医疗秩序和医疗事故技术鉴定工作，依照刑法关于扰乱社会秩序罪的规定，依法追究刑事责任；尚不够刑事处罚的，依法给予治安管理处罚。

第七章 附　　则

第六十条 本条例所称医疗机构，是指依照《医疗机构管理条例》的规定取得《医疗机构执业许可证》的机构。

县级以上城市从事计划生育技术服务的机构依照《计划生育技术服务管理条例》的规定开展与计划生育有关的临床医疗服务，发生的计划生育技术服务事故，依照本条例的有关规定处理;但是,其中不属于医疗机构的县级以上城市从事计划生育技术服务的机构发生的计划生育技术服务事故,由计划生育行政部门行使依照本条例有关规定由卫生行政部门承担的受理、交由负责医疗事故技术鉴定工作的医学会组织鉴定和赔偿调解的职能;对发生计划生育技术服务事故的该机构及其有关责任人员,依法进行处理。

第六十一条 非法行医,造成患者人身损害,不属于医疗事故,触犯刑律的,依法追究刑事责任;有关赔偿,由受害人直接向人民法院提起诉讼。

第六十二条 军队医疗机构的医疗事故处理办法,由中国人民解放军卫生主管部门会同国务院卫生行政部门依据本条例制定。

第六十三条 本条例自 2002 年 9 月 1 日起施行。1987 年 6 月 29 日国务院发布的《医疗事故处理办法》同时废止。本条例施行前已经处理结案的医疗事故争议,不再重新处理。

附录 C　关于加强流通领域处方药与非处方药分类管理工作的通知

国食药监市〔2004〕187 号

各省、自治区、直辖市食品药品监督管理局(药品监督管理局):

为加快推进药品分类管理工作,保障人民用药安全有效,今年全国食品药品监督管理工作会议上,国家食品药品监管局提出了关于加大流通领域药品分类管理推进力度的要求。为进一步加强流通领域处方药与非处方药分类管理工作,现就有关事宜通知如下:

一、各省(区、市)药品监督管理部门要严格按照《药品管理法》《药品管理法实施条例》和我局药品分类管理有关规定的要求,加强对本辖区流通领域药品分类管理工作的组织领导,明确目标责任,提高各级药品监督管理人员和药品零售企业,对实施药品分类管理工作必要性、重要性和紧迫性的认识;要按照药品分类管理阶段性目标的要求,结合本地区实际情况,进一步明确流通领域药品分类管理工作实施进度、实施措施、监督检查的具体内容,调整制定流通领域药品分类管理工作规划和方案。在地市以上城市药品零售企业基本达到药品分类管理要求的基础上,今年起,各地要进一步加快推进速度,到 2005 年底之前,县级及县级以上城市的药品零售企业要达到药品分类管理的要求;达不到要求的,要依法重新核定其经营范围。

二、各级药品监督管理部门要加强对本辖区药品零售企业落实处方药与非处方药分类管理各项规定的监督和指导工作;要结合今年 7 月 1 日起,全国零售药店抗菌药物必须凭执业医师处方销售的规定,加大药品零售企业执行处方药凭医师处方销售情况的监督检查力度,彻底改变目前一些零售药店不按规定要求销售处方药的做法。药品零售企业销售处方药,必须配备执业药师或依法经过资格认定的药学技术人员,并严格执行处方审核签字制度。对已经明确必须凭处方销售的药品,要严格执行凭医师处方销售;对目前尚未明确必须凭医师处方销售的"双轨制"处方药,应该向顾客索要医师处方,凭医师处方销售。不能出具医师处方的,必须经过执业药师或从业药师充分咨询,问明既往用药情况,并做好详细记录后销售。对凭来源不符合规定或虚假处方销售处方药,以及未凭医师处方销售必须凭处方销售药品的,一经发现,要严格按照《药品流通监督管理办法》的规定予以查处。

三、为确保从 7 月 1 日起,零售药店抗菌药物必须凭医师处方销售规定的落实,各级药品监督管理部门要严格按照我局《关于加强零售药店抗菌药物监管促进合理用药的通知》(国食药监安〔2003〕289 号)和处方药与非处方药分类管理有关规定的要求,认真查找本部门和药品零售企业在执行上述有关规定中存在的错误认识和问题,防止由于应对措施不到位,在社会上产生不良影响。对落实上述有关规定措施不力、执法不到位,问题较严重或在社会上造成较大影响的,国家食品药品监督管理局将予以通报批评。

加强处方药与非处方药分类管理工作,是促进处方药合理使用、规范药品流通秩序、提高药品零售企业经营质量管理水平、保障人民用药安全有效的治本措施,是《药品管理法》规定的法律要求。各级药品监督管理部门要及时了解和掌握工作实施进程中出现的新问题和新情况,解决各种阻碍药品分类管理工作的错误认识,确保流通领域药品分类管理工作阶段性目标的落实。

国家食品药品监督管理局
二零零四年五月二十五日